英語で YOGA!

カレイラ松崎順子

ベレ出版

まえがき

　私は大学の教員で長年英語教育の研究をおこなってきました。特に，TPR（Total Physical Response）という，英語を聞きながら動作を行う教授法に興味がありました。TPRというのは，赤ちゃんが母国語を身につけていく過程を外国語学習に応用した教授法で，「動作をおこないながら外国語を習得していく」というものです。赤ちゃんはしゃべり始めるまで，ひたすら親や周囲のことばを聞きつづけ，話し手の動作を通して意味を理解するようになります。そして徐々にそのことばに対して，赤ちゃん自身も全身で反応するようになり，理解していることを動作で示します。このような過程を応用したのがTPRです。1960年代にアメリカの心理学者であるジェームス・アッシャーによって提唱され，日本語では「全身反応教授法」などと訳されています。よって，TPRはどちらかというと児童を対象にしたものが多いので，大人も楽しんでおこなえるTPRとはどのようなものだろうと長年模索しておりました。

　そのようななか，ハワイに行った際に，ワイキキで無料のヨガの講座に参加しました。英語でインストラクションを聞きながら，体を動かしていくのですが，それがとても楽しくて楽しくて。これが大人のTPRなのかと悟り，いつか自分でも教えられるようになりたいと思い，それから何年もかけて，ヨガのインストラクターの資格（全米ヨガアライアンス RYT200・RYT500）を取得しました。特に，RYT500はハワイに2年間滞在する機会がありましたので，そのときに取得しました。その2年間はハワイのいろいろなヨガスタジオに通い，ほぼ毎日ヨガのレッスンに参加しました。英語とヨガが同時に学べ，本当に有意義で楽しかったです。この楽しさを皆様にお伝えしたいと思い，本書を執筆致しました。

本書は，以下のような方におすすめです。

・楽しく英語を学びながら，運動不足を解消したい方
・ストレッチやヨガなどが好きな方で，同時に英語力も高めたい方
・外国人のヨガの動画の英語がわかるようになりたい方
・ハワイなどの海外でヨガのレッスンを英語で受けたいと思っている方
・ヨガやフィットネス系のスタジオ（インストラクター・受付など）で
　外国からのお客様をもてなしたい方
・ご自身のレッスンを英語でおこないたいインストラクターの方

その他，英語のレッスンに TPR を取り入れたい英語の先生方にもぜひ読んでいただきたいと思っております。椅子に座ったままでできる動作も多いので，ここで使われている動作を毎時間の英語のレッスンの Warm up としておこなうことができます。特に，児童英語講師の方におすすめです。キッズ英語ヨガはハードルが高いですが，ここに書かれている簡単な動作を毎時間少しずつ取り入れてみてください。

　日本語のインストラクションは，ヨガインストラクターである娘の rakeru（本書のモデル）に協力してもらいました。日本語と英語の言語的な違いはもちろんなのですが，「日本のレッスンではこんなことは言わない」「日本ではそんな指導をしない」などと意見がかなり分かれました。本書の趣旨はあくまでもヨガを通して英語を学ぶということですので，英語のレッスンでよく使われるインストラクションをもとに，それを日本語に訳しました。したがって，日本語でのヨガインストラクションではあまり使わない表現があるかもしれませんが，その点はご了承ください。

　また，EnYOGA のホームページ上（https://carreiraenglish.com）に本書の第 4 章の 3 つのシークエンスが動画（英語字幕付き）として掲載してありますので，ご利用ください。基本的には本書で使われた英語表現を使っておりますが，動画制作上多少表現が異なるところもあります。ご了承ください。

　ぜひ，健康と英語力向上のために英語でヨガをおこなうことを毎日の習慣にしましょう。音声や動画を活用しながら英語に合わせて動作をおこない，ある程度英語がわかるようになりましたら，シャドーイング（英語を聞きながらそれを真似して発音する通訳訓練法）に挑戦してみましょう。体を動かしながら，英語で同時に発話しますので，まさしく体で英語を覚えるということになり，英語力が格段にアップします。

　最後に英語でヨガを学習するというかなり奇抜な発想の本の企画を取り上げてくださったベレ出版に心から感謝申し上げます。

本書の使い方

ステップ１

最初に本書でしっかりと個々の動きを英語で理解してください。

ステップ２　（TPR を取り入れた学習法）

しっかりと英語が理解できましたら，動画，音声を活用して英語でヨガに挑戦です。動画，音声から流れてくる英語を聞きながら，ヨガを毎日の習慣にしましょう。Chapter4 に掲載されている３つのシークエンスの動画は，EnYOGA のホームページ上 (https://carreiraenglish.com/) で配信しています。なお，動画では読者の皆様が視聴しながらヨガをしやすいように，インストラクションの左右が反転しています。

ヨガをやる時は，英語を聞くことに集中し，それに従って動作をおこなってください。わからないことがあっても途中で止めずに，インストラクターの動作を見ながら，最後までおこないましょう。わからなかった英語表現はひと通り終わってから，本書に戻り，Chapter4 のスクリプトやその他の章で紹介している動きやポーズ確認しましょう。

まず，ご自分のペースで１か月間続けてみてください。個人差はありますが，英語を聞いたら，さっとその動作ができるようになっていると思います。

ステップ３　（シャドーイングを取り入れた学習法）

動画で英語を聞きながらひと通り動作ができるようになったら，今度はシャドーイングに挑戦です。ヨガをおこないながら，動画，音声の英語にかぶせるように，動作に合わせて英語で発話します。まさしく体で英語を覚えるということになります。

本書をフルに活用して，ヨガを通した英語学習（体で英語を覚える）を毎日の習慣にしましょう。英語力を向上させながら，健康を手に入れることができます。

CONTENTS

CHAPTER 1

009

ヨガのレッスンでよく使う英語の単語・表現を覚えよう

CHAPTER 2

031

呼吸や瞑想で使う英語の表現を覚えよう

CHAPTER 3

039

基本のポーズでよく使う英語の表現を覚えよう

CHAPTER 4 115

ポーズを組み合わせた一連のヨガの動きの英語スクリプト

CHAPTER 5 145

海外でヨガのクラスに参加してみよう

CHAPTER 6 151

外国人がヨガのレッスンに参加したときに役立つ
ヨガインストラクターのための英語表現

MP3 音声ファイルのダウンロード方法 （PC）

① 「ベレ出版」ホームページ内，『[音声 DL 付] 英語で YOGA！』の詳細ページにある「音声ダウンロード」ボタンをクリックします。

② ダウンロードコード khlGXBbZ を入力してダウンロードします。

　※ MP3 携帯プレイヤーへのファイル転送方法，パソコンソフトなどの操作方法については，メーカーにお問い合わせいただくか，取扱説明書をご参照ください。

audiobook.jp 音声ダウンロード方法 （PC，スマートフォン）

① PC・スマートフォンで音声ダウンロード用のサイトにアクセスします。QR コード読み取りアプリを起動し，下記 QR コードを読み取ってください。QR コードが読み取れない方はブラウザから「http://audiobook.jp/exchange/beret」にアクセスしてください。

② 表示されたページから，audiobook.jp への会員登録ページに進みます。
　※音声のダウンロードには，audiobook.jp への会員登録（無料）が必要です。
　※既にアカウントをお持ちの方はログインしてください。

③ 会員登録後，シリアルコードの入力欄に khlGXBbZ を入力して「交換する」をクリックします。クリックすると，ライブラリに音源が追加されます。

④ スマートフォンの場合はアプリ「audiobook.jp」をインストールしてご利用ください。PC の場合は，「ライブラリ」からご利用ください。

〈ご注意〉
・ダウンロードには，audiobook.jp への会員登録（無料）が必要です。
・PC，スマートフォンから音声を再生いただけます。
・音声は何度でもダウンロード・再生いただくことができます。
・書籍に表示されている URL 以外からアクセスされますと，音声をご利用いただけません。URL の入力間違いにご注意ください。
・ダウンロードについてのお問い合わせ先：info@febe.jp

（受付時間：平日の 10 〜 20 時）

CHAPTER 1

ヨガのレッスンでよく使う
英語の単語・表現を覚えよう

1 英語で身体の部位を覚えよう

最初に英語のヨガのレッスンでよく聞く骨や体の名称を学習しましょう。

骨

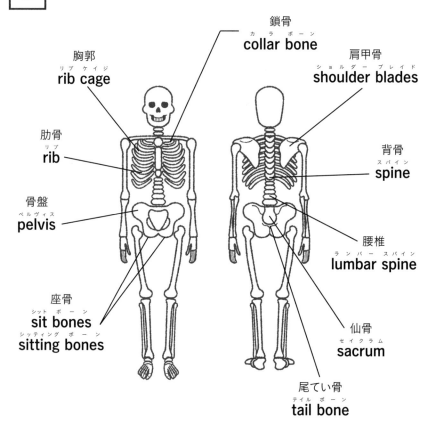

鎖骨
カ ラ ボ ー ン
collar bone

胸郭
リ ブ ケ イ ジ
rib cage

肩甲骨
ショ ル ダ ー ブ レ イ ド
shoulder blades

肋骨
リ ブ
rib

背骨
ス パ イ ン
spine

骨盤
ペ ル ヴ ィ ス
pelvis

腰椎
ラ ン バ ー ス パ イ ン
lumbar spine

座骨
シ ッ ト ボ ー ン
sit bones
シ ッ テ ィ ン グ ボ ー ン
sitting bones

仙骨
セ イ ク ラ ム
sacrum

尾てい骨
テ イ ル ボ ー ン
tail bone

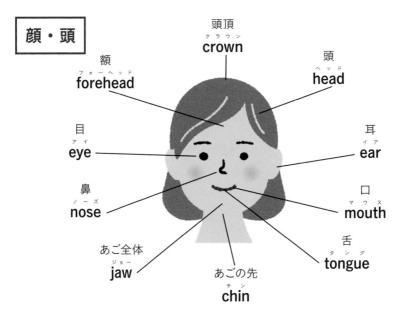

顔・頭

頭頂
クラウン
crown

額
フォーヘッド
forehead

頭
ヘッド
head

目
アイ
eye

耳
イア
ear

鼻
ノーズ
nose

口
マウス
mouth

あご全体
ジョー
jaw

あごの先
チン
chin

舌
タング
tongue

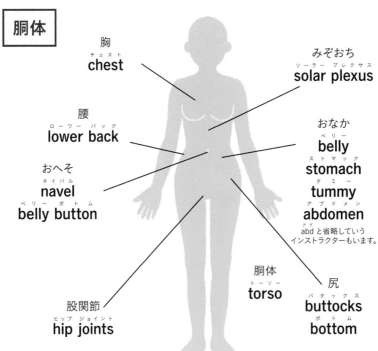

胴体

胸
チェスト
chest

みぞおち
ソーラー　プレクサス
solar plexus

腰
ローワー　バック
lower back

おなか
ベリー
belly

ストマック
stomach

おへそ
ネイバル
navel

タミー
tummy

ベリー　ボトム
belly button

アブドメン
abdomen

abd と省略していう
インストラクターもいます。

胴体
トーソー
torso

尻
バタックス
buttocks

股関節
ヒップ　ジョイント
hip joints

ボトム
bottom

腕 | arm ^{アーム}

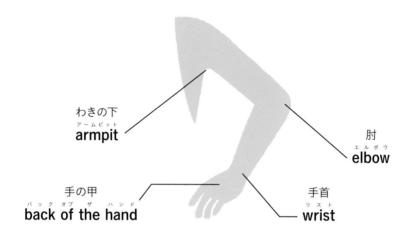

わきの下
armpit アームピット

肘
elbow エルボウ

手の甲
back of the hand バック オブ ザ ハンド

手首
wrist リスト

手 | hand ^{ハンド}

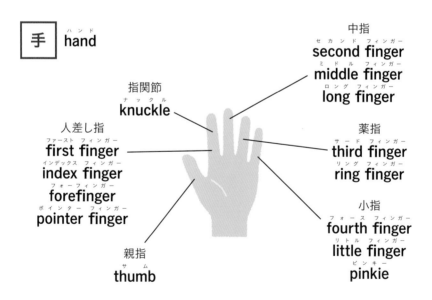

中指
second finger セカンド フィンガー
middle finger ミドル フィンガー
long finger ロング フィンガー

指関節
knuckle ナックル

人差し指
first finger ファースト フィンガー
index finger インデックス フィンガー
forefinger フォーフィンガー
pointer finger ポインター フィンガー

薬指
third finger サード フィンガー
ring finger リング フィンガー

小指
fourth finger フォース フィンガー
little finger リトル フィンガー
pinkie ピンキー

親指
thumb サム

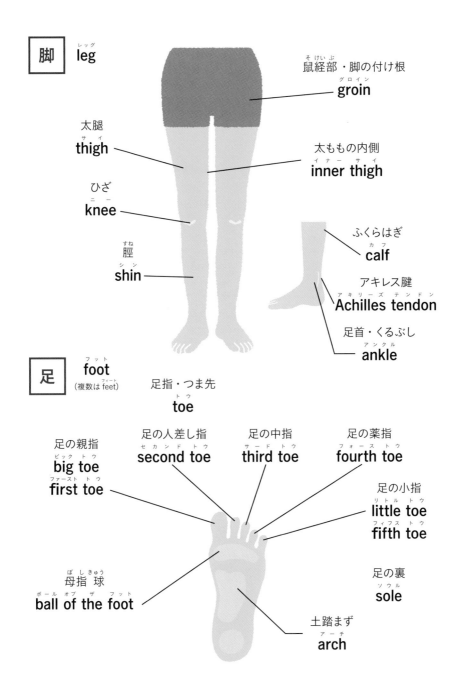

脚 | レッグ leg

鼠経部・脚の付け根
（そけいぶ）
グロイン
groin

太腿
（サイ）
thigh

太ももの内側
イナー サイ
inner thigh

ひざ
ニー
knee

ふくらはぎ
カフ
calf

脛
（すね）
シン
shin

アキレス腱
アキリーズ テンドン
Achilles tendon

足首・くるぶし
アンクル
ankle

足 | フット **foot**
（複数は フィート feet）

足指・つま先
トウ
toe

足の親指
ビック トウ
big toe
ファースト トウ
first toe

足の人差し指
セカンド トウ
second toe

足の中指
サード トウ
third toe

足の薬指
フォース トウ
fourth toe

足の小指
リトル トウ
little toe
フィフス トウ
fifth toe

母指球
（ぼしきゅう）
ボール オブ ザ フット
ball of the foot

足の裏
ソウル
sole

土踏まず
アーチ
arch

hug 抱きかかえる

Hug your knees into your chest.
両手で膝を抱きかかえて。

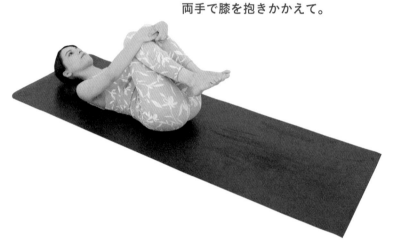

Hug your elbows into your side body.
肘を体側に引き寄せて。

> Hug には「近くに引き寄せる」
> という意味もあります。

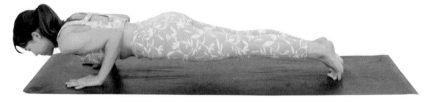

squeeze 絞る，押しつぶす

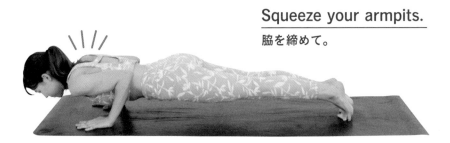

Squeeze your armpits.
脇を締めて。

engage 引き締める

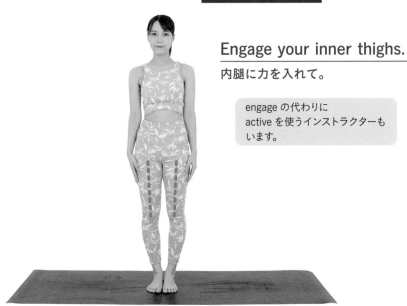

Engage your inner thighs.
内腿に力を入れて。

engage の代わりに
active を使うインストラクターも
います。

tuck 押し込む，入れ込む

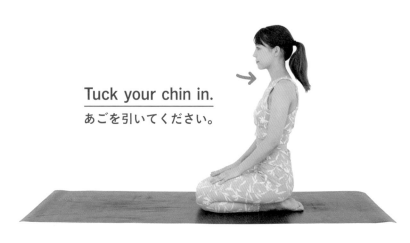

Tuck your chin in.
あごを引いてください。

square 平行にする

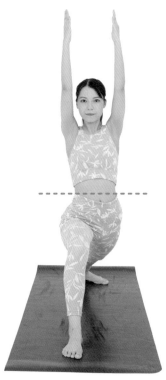

Square your hips.
お尻（骨盤）を平行にして。
（骨盤の左右の高さを合わせて）

draw　引き寄せる

Draw your navel in towards
your spine.
おへそを背骨に近づけて。

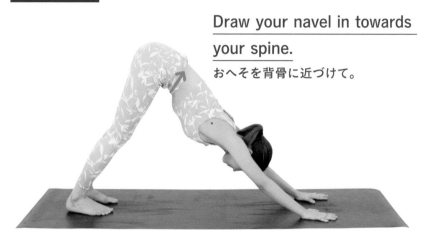

align　一直線にする

Align your right heel with your left heel.
右と左のかかとを一直線に。

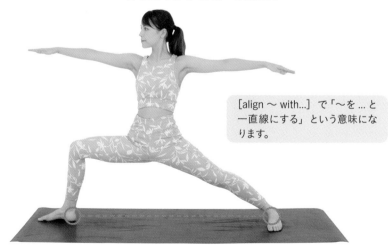

[align 〜 with...] で「〜を ... と
一直線にする」という意味にな
ります。

lean 寄りかかる

Lean back on your hands.
手に重心をかけて。

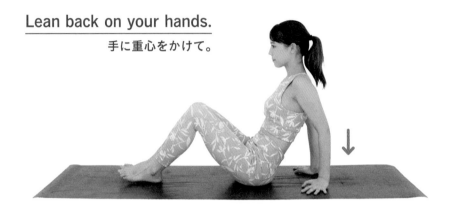

stack 重ねる

Stack your left knee
on top of your right knee.
右膝の上に左膝を重ねて。

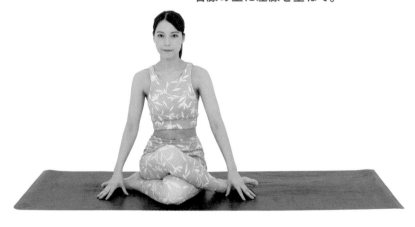

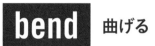

bend 曲げる

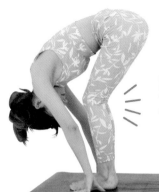

Bend your knees.
膝を曲げて。

sweep さっとすばやく動く

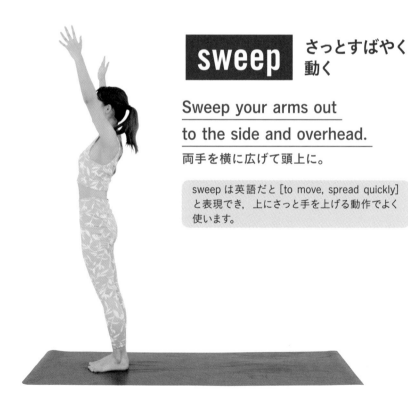

Sweep your arms out
to the side and overhead.
両手を横に広げて頭上に。

> sweep は英語だと [to move, spread quickly]
> と表現でき，上にさっと手を上げる動作でよく
> 使います。

hinge　蝶番で動く

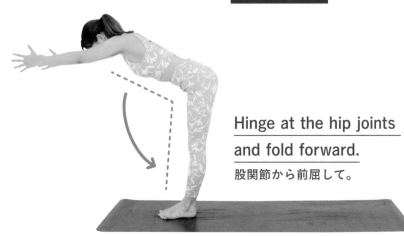

Hinge at the hip joints and fold forward.
股関節から前屈して。

pedal　踏む

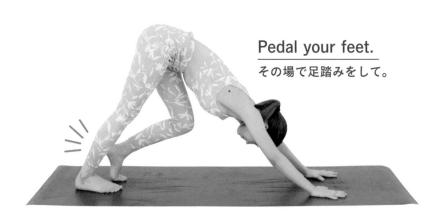

Pedal your feet.
その場で足踏みをして。

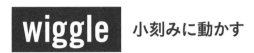

wiggle 小刻みに動かす

wiggle はシャバーサナ（屍のポーズ）から意識
を戻していくときに使う動詞です。

Wiggle your fingers.

指を少しずつ動かして。
（指を小刻みに動かして）

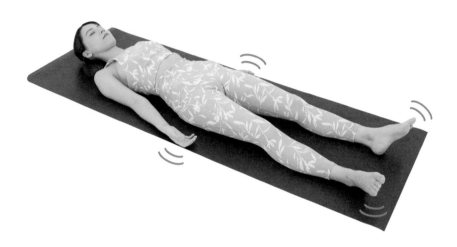

round·arch 丸める，そらせる

Round your back.
背中を丸めて。

Cat pose 「猫のポーズ」です。

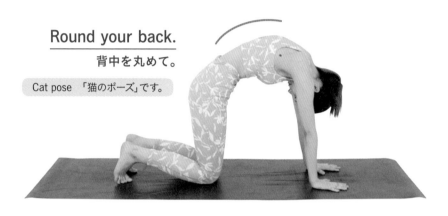

Arch your back.
背中をそらせて。

Cow pose 「牛のポーズ」です。

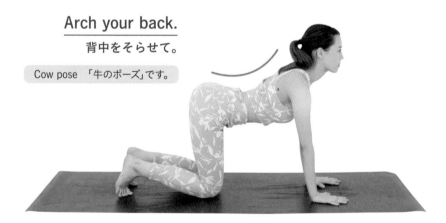

前屈する fold, dive

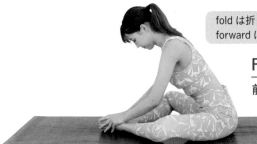

fold は折り紙などでよく使う「折る」で，
forward は「前へ」という意味です。

Fold forward.
前屈して。

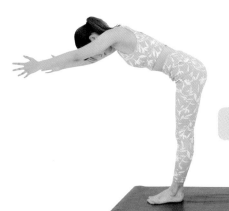

Dive forward.
前屈して。

立ったまま前屈をするときに
よく使います。

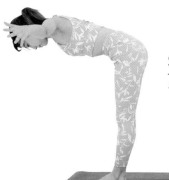

Swan dive forward.
手を横に広げて前屈して。

白鳥のように
手を横に広げます。

広げる　spread, expand

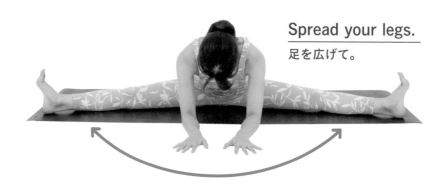

Spread your legs.
足を広げて。

伸ばす　extend, straighten

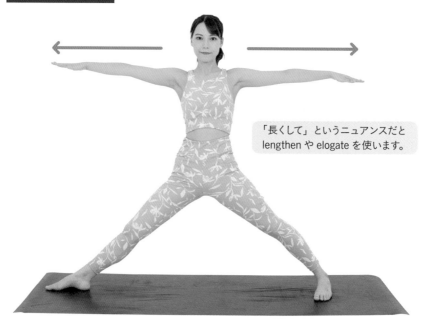

「長くして」というニュアンスだと
lengthen や elogate を使います。

Extend your arms to the side.
腕を横に伸ばして。

手を組む

interlace, interlock

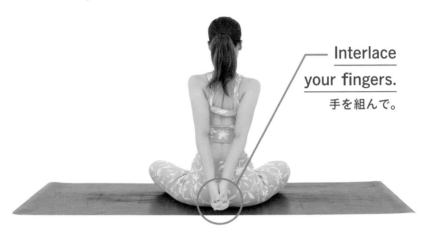

Interlace
your fingers.
手を組んで。

上げる

lift, raise

Hands up.（手を上げて）、
Hands down.（手を下げて）
もよく使いますので覚えておき
ましょう。

Reach both arms up
to the ceiling.
両手を天井に上げて。

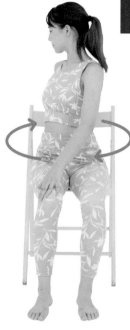

回転させる rotate, return

Rotate your torso to the right.

体を右側に向けて
（ツイストして・ねじって）。

置く put, place, rest, set

Place your hands on your knees.

手を膝の上に置いて。

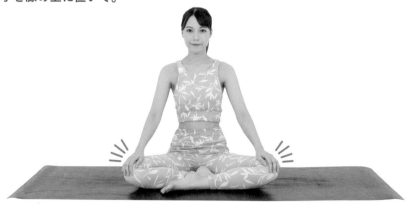

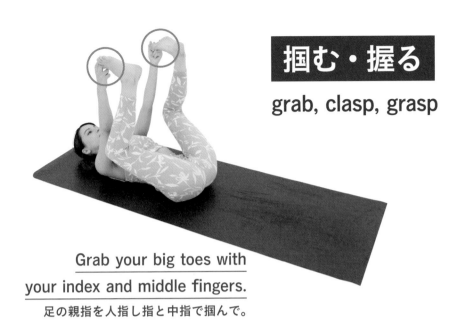

掴む・握る
grab, clasp, grasp

Grab your big toes with
your index and middle fingers.

足の親指を人指し指と中指で掴んで。

根付かせる・おろす
plant,
ground,
root, anchor

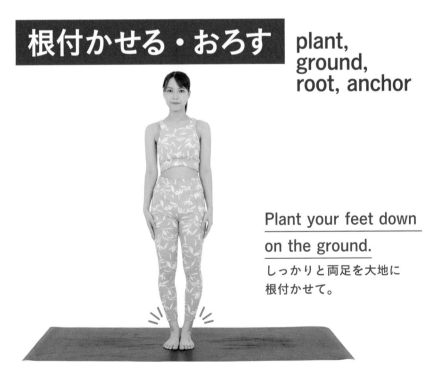

Plant your feet down
on the ground.

しっかりと両足を大地に
根付かせて。

3 ヨガのレッスンでよく使う 副詞・副詞句を覚えよう

ヨガのレッスンでは，名詞を修飾する形容詞よりも，動詞を修飾する副詞が多く使われます。ここではヨガのレッスンでよく使われる副詞・副詞句の表現を覚えましょう。

副詞

slightly
少し

directly
直接に

further
もっと

evenly
均等に

gently・softly
やさしく

tightly
きつく・堅く・しっかりと・強く

deeply
深く

vertically
直角に

perpendicularly
水平に

diagonally
対角線上に

halfway
途中

apart
離れて

alongside
並んで・横に

sideways
横に

outward・outwards
外側に

inward・inwards
内側に

upward・upwards
上に

downward・downwards
下に

overhead
頭上に

副詞句

back and forth 前後に，行ったり来たり	**parallel to** 平行に
all the way 最後まで	**away from** から離して

例

Gently close your eye.
やさしく目を閉じて。

Sweep your arms out to the side and overhead.
両手を横に広げて頭上に。

Spread your toes apart.
足の指を広げて。

Relax your shoulders away from your ears.
肩の力を抜いて，肩と耳の距離を離して。

4 ヨガのレッスンでよく使う 英語の表現を覚えよう 🔊 2

Let your thoughts settle.
心を落ち着かせましょう。

Calm your mind.
心を穏やかに。

Focus on the present moment.
今に集中して。

Draw your awareness inward.
意識を内側に向けて。

Feel the strength of the earth beneath you.
大地の力を感じて。

「大地」は the earth の他，the ground や (the) Mother earth なども使われます。

Lift your arches.
土踏まずを上げて。

Draw your lower abdomen gently in.
お腹をへこませて。

Engage your core.
お腹に力を入れて。

Sit up tall.
背筋を伸ばして。

Drop your shoulders away from your ears.
耳と肩は離して。

Drop your shoulder blades down your back.
肩甲骨を下に下げて。

CHAPTER 2

呼吸や瞑想で使う英語の表現を覚えよう

1 呼吸に関する 英語の単語・表現を覚えよう

3

「呼吸する」という動詞は breathe で発音は【ブリーズ】です。一方,「呼吸」という名詞は breathing【ブリージング】や breath【ブレス】です。「腹部の」abdominal【アブドミナル】を前につけると abdominal breathing「腹式呼吸」, 胸 chest【チェスト】をつけると chest breathing「胸式呼吸」になります。

「息を吸って」は動詞 inhale【インヘイル】で, 名詞は inhalation【インハレイション】です。同様に,「息を吐いて」は動詞 exhale【エクスヘイル】で, 名詞は exhalation【エクスハレイション】です。ヨガでは頻繁に使われる単語なので覚えておきましょう。

ノーマル ブリージング
normal breathing
ノーマル ブレス
normal breath
　普通の呼吸

ディープ ブリージング
deep breathing
ディープ ブレス
deep breath
　深呼吸

アブドミナル ブリージング
abdominal breathing
アブドミナル ブレス
abdominal breath
　腹式呼吸

チェスト ブリージング
chest breathing
チェスト ブレス
chest breath
　胸式呼吸

Take a couple more breaths.
　もう数回呼吸して。

Observe your breath.
　呼吸を観察して。

Focus on your breath.
　呼吸に集中して。

Take a deep breath in.
深く息を吸って。

Take a deep breath out.
深く息を吐いて。

Suspend your breath.
息を止めて。

Make sure you are breathing.
呼吸を止めないで。(必ず呼吸をするように)

Make your inhalation and exhalation equal in length.
吸う息と吐く息の長さを揃えて。

On each inhalation, lengthen your spine.
吸う息ごとに背骨を伸ばして。

Breathe in through your nose.
鼻呼吸をして。

Sit cross-legged.
安楽座のポーズで座って。

Place your hands on your knees.
手は膝の上に。

Press your sitting bones down into the floor.
座骨は床にしっかりと根付かせて。

Tuck your chin in slightly.
あごを少し引いて。

Extend the crown of your head upward.
頭頂を上に伸ばして。

Gently close your eyes.
やさしく目を閉じて。

Notice how you inhale.
どのように吸っているのか気づきましょう。

Notice how you feel.
どのように感じているのか気づきましょう。

Observe your breath.
ご自身の呼吸を観察しましょう。

Feel the flow of your breath.
呼吸の流れを感じてください。

Inhale. Feel the coolness of the air coming in
through your nose.

息を吸って。鼻から入ってくる冷たい空気を感じて。

Exhale. Feel the warmth of the air leaving your nose.

息を吐いて。鼻から出ていく暖かい空気を感じて。

Inhale. Feel your belly expanding.

息を吸って。お腹が膨らんでいくのを感じて。

Exhale. Feel your belly contracting.

息を吐いて。お腹がへこんでいくのを感じて。

From here begin to bring your attention to
the movement of your breath.

今からは，ただ呼吸の動きだけに集中して。

3 よく使うムドラー（手の形）の 英語の表現を覚えよう ◀ 5

ヨガのクラスで瞑想をする時にムドラー（mudra）を組むことがあります。ムドラーというのは，サンスクリット語で「印」や「象徴」という意味があります。ここではよく使うムドラーの英語のインストラクションを学びます。

Prayer Pose （プレイヤーポーズ）

合掌の手の形は「アンジャリ・ムドラー」と言います。多くのインストラクターがヨガのレッスンの最後に「ナマステ」と挨拶する時，このアンジャリ・ムドラーをおこないます。

Bring your hands together
in front of your heart.
心臓（胸）の前で手を合わせて。

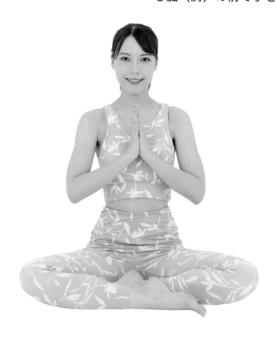

Chin mudra·Gyan mudra

（チン・ムドラー・ギアナ・ムドラー）　親指と人差し指を合わせるムドラーです。
これは瞑想の時によく使います。

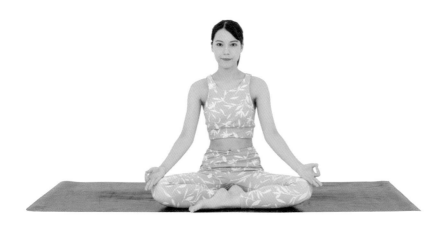

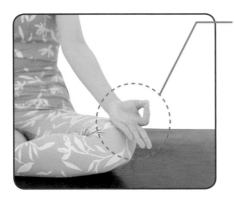

Connect the thumbs and the index fingers.

親指の先と人差し指の先を
合わせて。

The other fingers are straight but relaxed.

他の指はまっすぐに,
リラックスさせて。

CHAPTER 3

基本のポーズでよく使う英語表現を覚えよう

1 立ちポーズでよく使う
英語の表現を覚えよう

Mountain Pose <small>（マウンテンポーズ）</small>

 6

Stand with your feet together.

両足を揃えて立って。

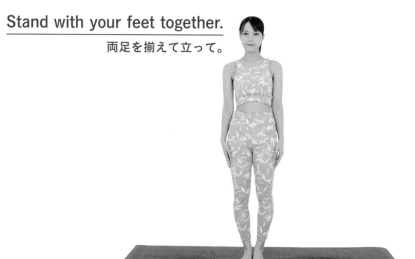

Let your feet root down into the floor.

足でしっかりと床を押して。

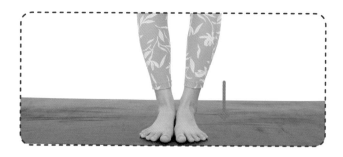

Lift your toes.
足の指を上げて。

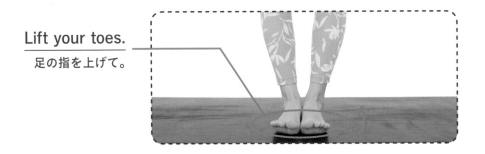

Spread your toes apart.
足の指を広げて。

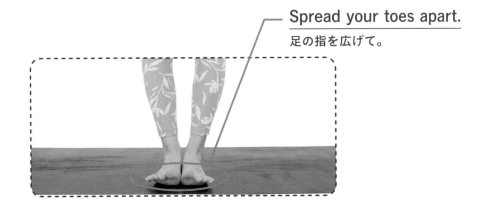

Place them back down on the mat, one at a time.
1本ずつマットに戻します。

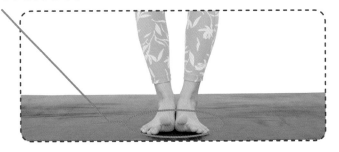

Hang your arms beside your torso.

両腕は身体の脇に下ろして。

Relax your shoulders away from your ears.

肩の力を抜いて，肩と耳の距離を離して。

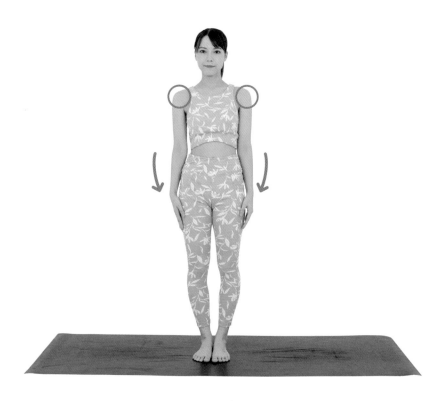

Upward Salute （アップワードサルート）

🔊 7

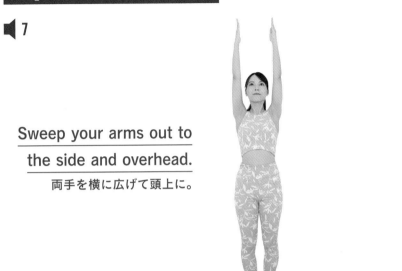

Sweep your arms out to
the side and overhead.

両手を横に広げて頭上に。

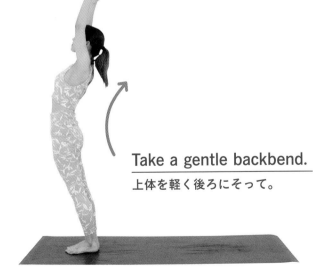

Take a gentle backbend.

上体を軽く後ろにそって。

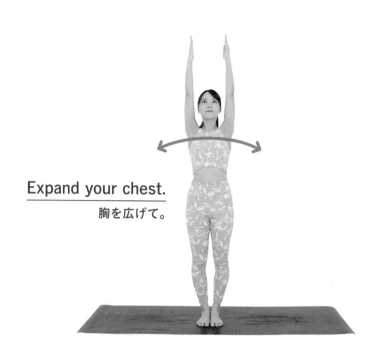

Expand your chest.
胸を広げて。

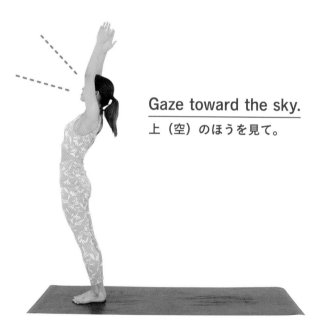

Gaze toward the sky.
上（空）のほうを見て。

Standing Forward Bend

（スタンディングフォワードベンド）

 8

立ったまま前屈をおこなうポーズです。

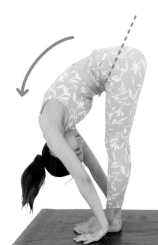

Fold forward from the hip joints.
足の付け根（股関節）から前屈して。

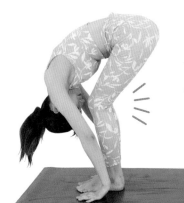

Bend your knees if you feel strain in your lower back.
もし腰に負担を感じているなら、
膝を曲げて。

Rest your hands beside your feet.

手は両足の脇に。

Release your neck.

首の力を抜いて。

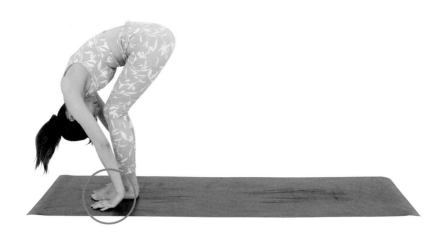

Halfway Lift 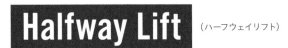 （ハーフウェイリフト）

🔊 9

Halfway lift.
上体を半分あげて。

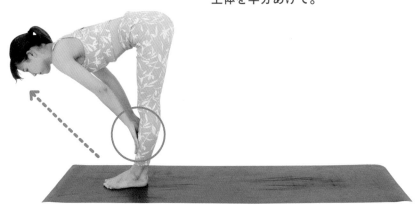

**Bring your hands
to your shins or thighs.**
手の位置はすねかももに。

Straighten your back.
背中をまっすぐに。

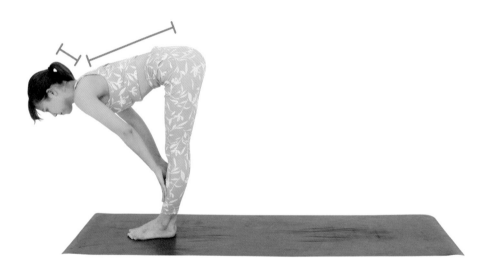

Lengthen the back of your neck.
首の後ろを伸ばして。

Triangle Pose （トライアングルポーズ）

「三角のポーズ」と呼ばれているものです。

◀ 10

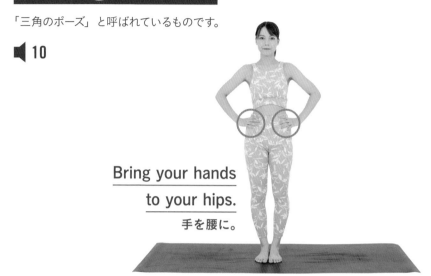

Bring your hands
to your hips.
手を腰に。

Stand with your feet about
twice shoulder-width apart,
toes facing forward.
つま先を前に向けて，
足を肩幅の2倍くらいに広げて立って。

width は「幅」という意味
で，shoulder-width「肩幅」
のように使います。

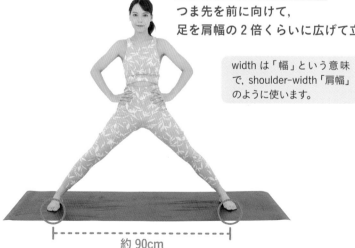

約 90cm

Turn your right toes out 90 degrees and your left toes inward slightly.

右足のつま先を 90 度外側に，
左足のつま先は少し内側にして。

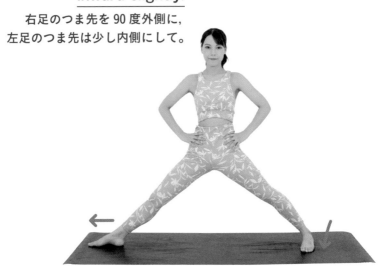

Raise your arms to the side at shoulder height.

両手を肩の高さに広げて。

T position
とも言われます。

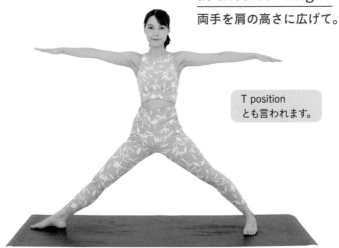

Extend your torso to the right.

上半身を右側にスライドさせて。

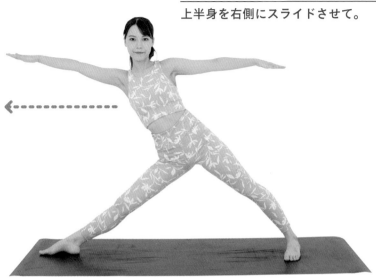

Place your right hand
on your shin or thigh.

右手をすねかももに。

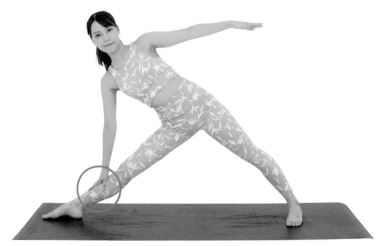

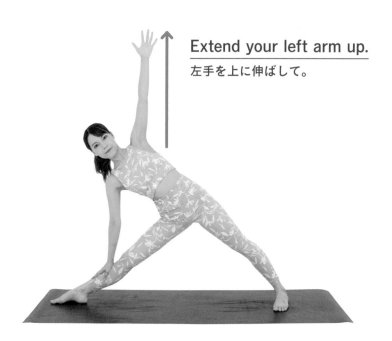

Extend your left arm up.
左手を上に伸ばして。

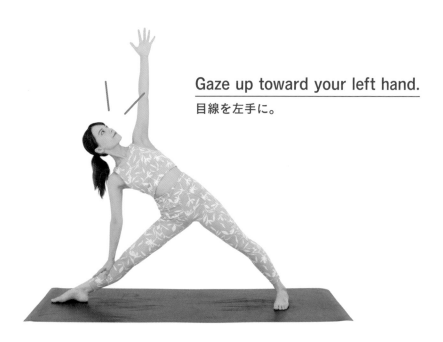

Gaze up toward your left hand.
目線を左手に。

Warrior 1

（ウォーリアーワン）
「戦士のポーズ１」と言われるものです。

🔊 11

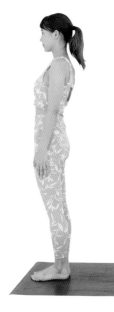

Stand at the top of your mat in Mountain Pose.
マットの前方に「山のポーズ」で立って。

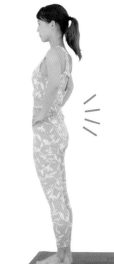

Bring your hands to your hips.
手を腰に。

Step your right foot back
about one leg-length.

右足を脚の長さに大きく後ろに引いて。

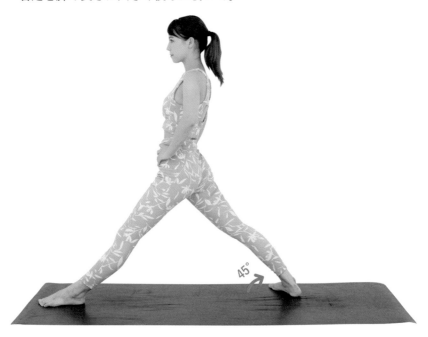

45°

Turn your right foot out
to the right 45 degrees.

右足を斜め 45 度外側に向けて。

Square your hips to the front.

腰は平行に正面に向けて。

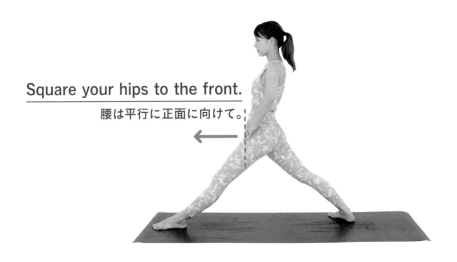

Bend your left knee,
the left thigh parallel to the floor.

左膝を曲げて。左のももは床と平行に。

Make sure the knee does
not overshoot the ankle.

膝が足首を越えないように。

overshoot は「飛び越える」
という意味です。

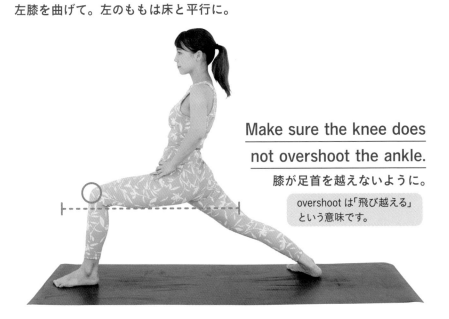

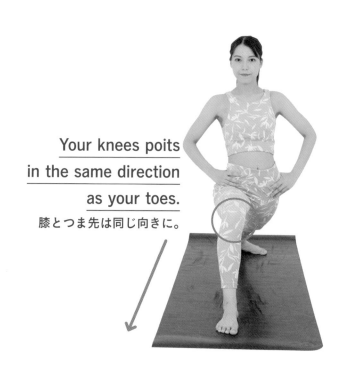

**Your knees poits
in the same direction
as your toes.**

膝とつま先は同じ向きに。

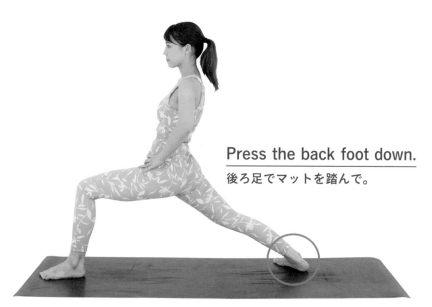

Press the back foot down.

後ろ足でマットを踏んで。

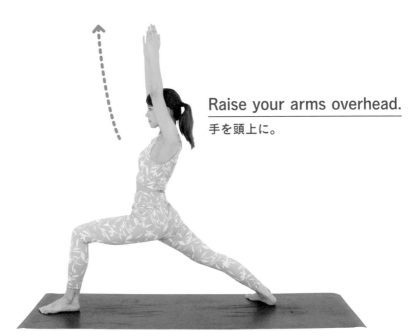

Raise your arms overhead.
手を頭上に。

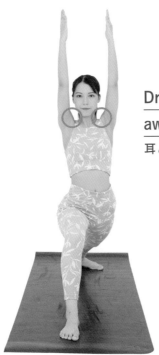

Drop your shoulders
away from your ears.
耳と肩は離して。

Warrior 2

（ウォーリアーツー）
「戦士のポーズ２」と言われるものです。

 12

Bring your hands
to your hips.
手を腰に。

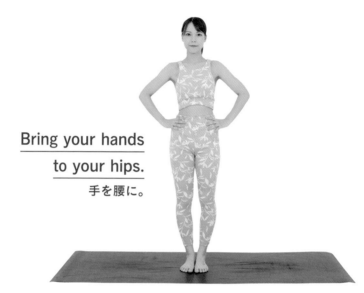

Stand with your feet
about twice shoulder-width
apart, toes facing forward.
両足を並行に，
肩幅の２倍くらいに足を広げて。

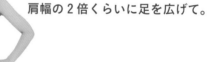

Turn your right foot out 90 degrees.

右足は 90 度外側に。

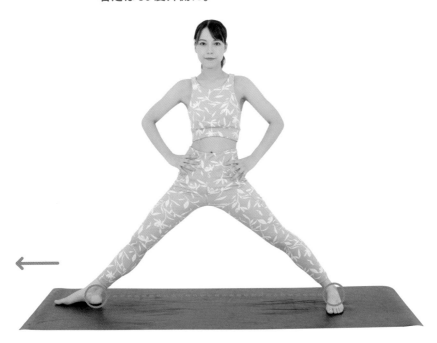

Align the right heel with the left heel.

右と左のかかとは一直線上に。

Bend your right knee over your right ankle.

右の膝頭が右足首の真上になるように
右膝を曲げて。

Make sure your knee does not overshoot your ankle.

膝が足首を越えないように。

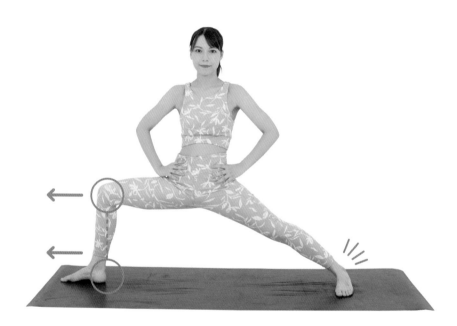

Your knees points in the same direction as your toes.

膝とつま先は同じ向きに。

Press your back heel into the floor.

後ろのかかとで床を押して。

Extend your arms out to the side.
両手を横に広げて。

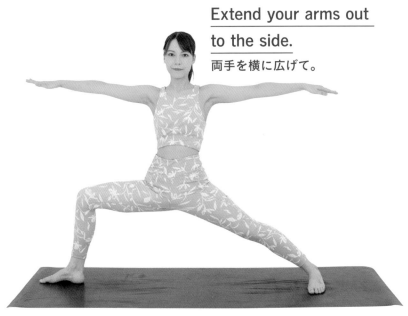

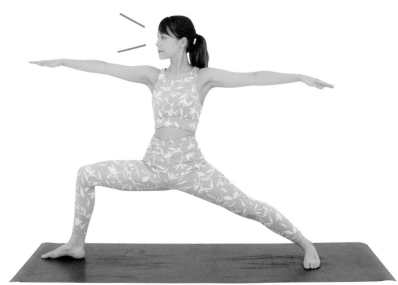

Turn your head to look beyond your right hand.
頭を右へ向けて，指先の向こうを見て。

Tree Pose （ツリーポーズ）

🔊 13

「木のポーズ」と言われるものです。

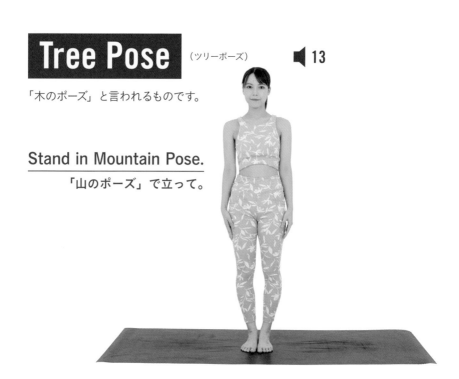

Stand in Mountain Pose.
「山のポーズ」で立って。

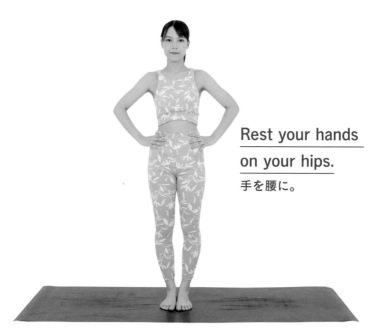

Rest your hands on your hips.
手を腰に。

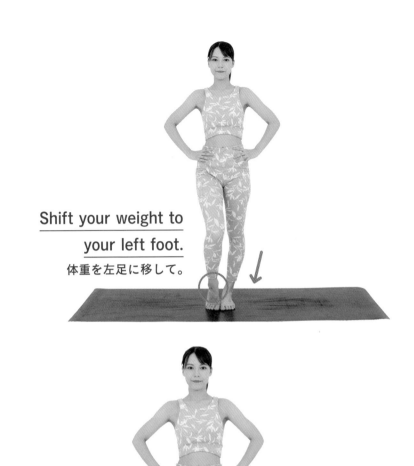

Shift your weight to your left foot.
体重を左足に移して。

Rest your right sole against your left leg.
右の足の裏を左の脚に。

Stare at one point.
一点を見つめて。

「一点を見つめて」は，Gaze at fixed point in front of you. や
Find a focal point. とも言われます。

Slowly slide the right foot up the left leg.

ゆっくりと右足を
左の脚に沿って
上げて。

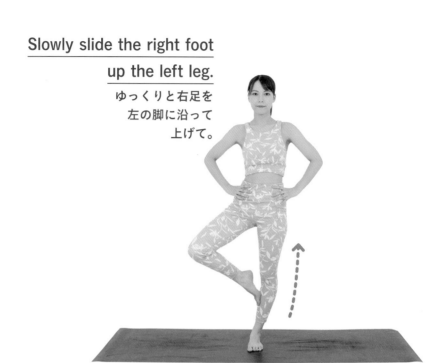

Don't rest your foot against your knee.

膝には置かないように。

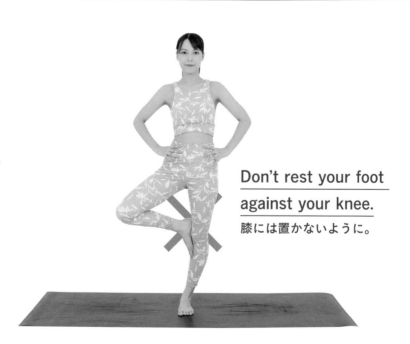

**If you feel stable,
clasp your right ankle.**

もし安定しているのなら，
右足首を持って。

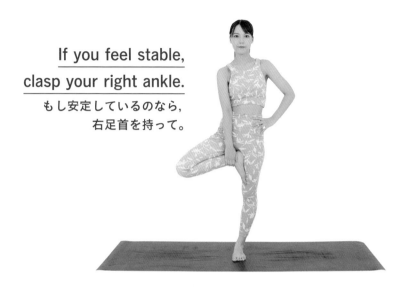

**Place the right sole
on the inner left thigh.**

右の足裏を左腿の内側に。

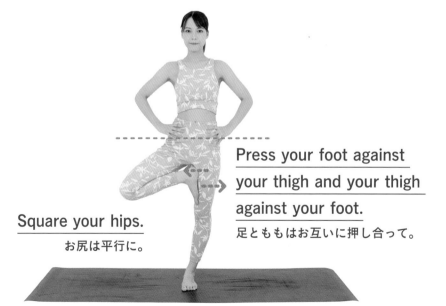

**Press your foot against
your thigh and your thigh
against your foot.**

足とももはお互いに押し合って。

Square your hips.

お尻は平行に。

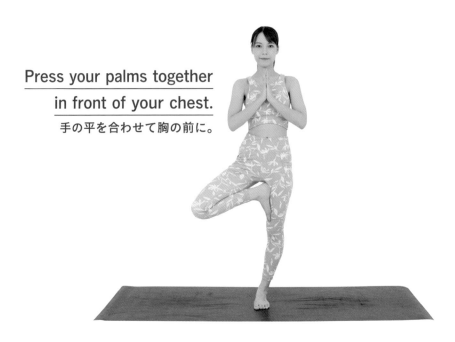

**Press your palms together
in front of your chest.**

手の平を合わせて胸の前に。

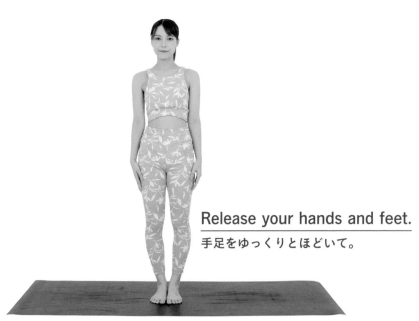

Release your hands and feet.

手足をゆっくりとほどいて。

2 よつんばいのポーズの 英語の表現を覚えよう

Table Top Position （テーブルトップポジション）

「テーブルトップ」は、いわゆるよつんばいのポーズです。手と膝の4点が付いているので、All fours. または Hands and knees. とも言います。簡単な表現ですが、知らないとこのように言われてもわからないと思いますので、しっかり覚えてください。

🔊 14

All fours. (Hands and knees.)
よつんばいになって。

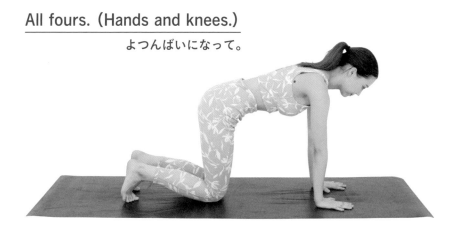

Child's Pose （チャイルドポーズ）

🔊 15

Sit on your heels.
かかとの上に座って。

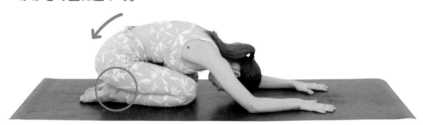

Reach your arms forward.
腕は前に伸ばして。

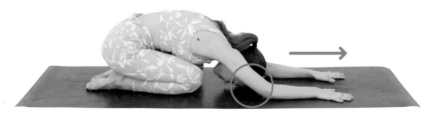

Rest your forehead on the floor.
額を床の上に。

Cat and Cow （キャットアンドカウ）

 16

Hands and knees.
よつんばいになって。

Spread your fingers wide.
手の指を広げて。

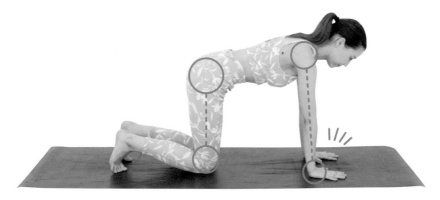

Shoulders over wrists, hips over knees.
肩は手首の真上に，
お尻は膝の真上に。

牛のポーズ

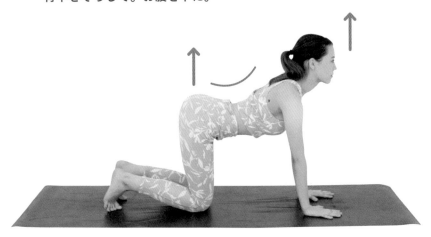

◀ 17

Arch your back and
let your belly hang down.

背中をそらして。お腹を下に。

Lift your head and tailbone
up towards the sky.

頭とお尻の先端（尾骨）を上に。

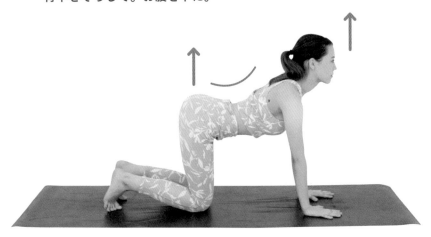

猫のポーズ

🔊 18

Round your back up towards
the ceiling.
背骨を天井方向に丸めて。

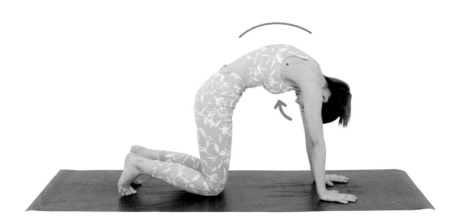

Tuck your chin towards
your chest.
あごを胸のほうに。

Anahatasana （アナハタアーサナ） 🔊 19

「猫の伸びのポーズ」と呼ばれるものです。

All fours.
よつんばいになって。

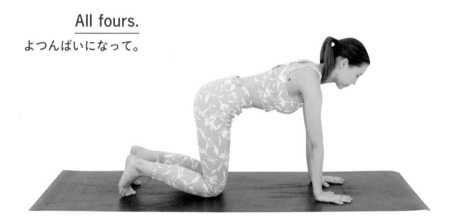

Walk your hands forward.
手を前に歩かせて。

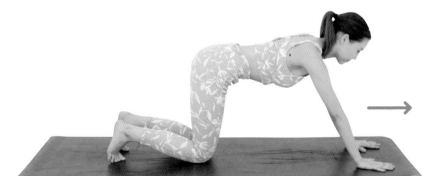

Allow your chest to drop toward
the floor.
胸を床のほうに下げて。

Keep your hips right
above your knees.
お尻は膝の上のままで。

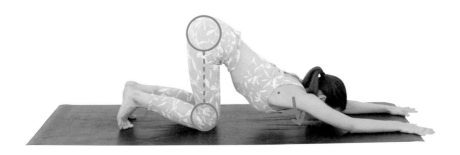

Place your forehead
on the floor.
額を床の上に。

Walk your hands back towards your body and return to all fours.

手を体のほうに戻して，
よつんばいに戻って。

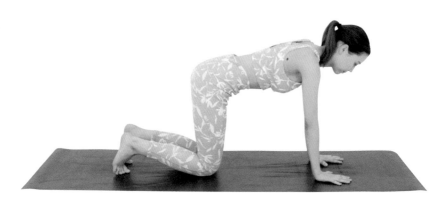

Downward Facing Dog

（ダウンワードフェイシングドッグ）

有名な「ダウンドック」というポーズです。

 20

Hands and knees.
よつんばいになって。

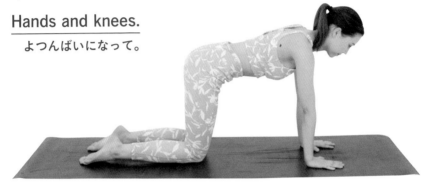

Tuck your toes.
つま先を立てて。

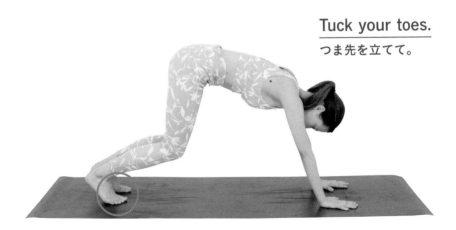

Spread your fingers wide.

手の指を広げて。

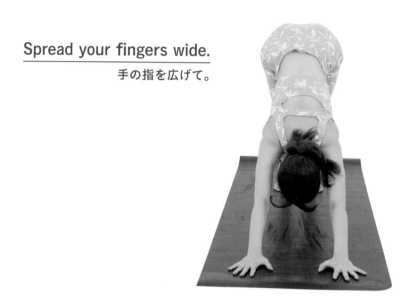

Press the floor away with your hands.

手の平で床をしっかり押して。

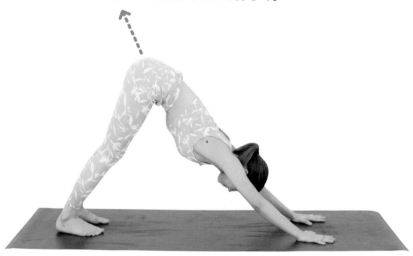

Send your hips up.

お尻を上に（天井方向に）上げて。

Straighten your spine.

背骨をまっすぐに。

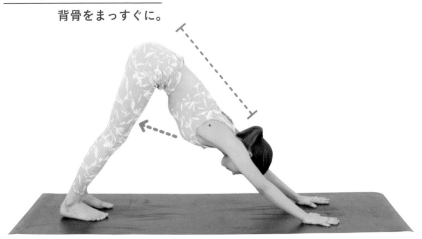

Pull your chest towards your thighs.

胸をももに近づけて。

Keep your shoulders away from your ears.

肩は耳から離して。

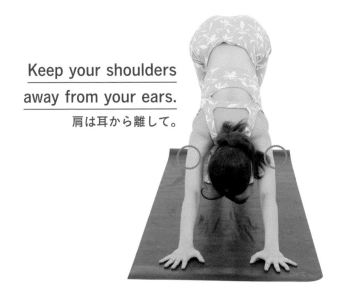

3 座っておこなうポーズの英語の表現を覚えよう

Kneeling Pose・Thunderbolt Pose

（ニーリングポーズ，サンダーボルトポーズ）

正座のポーズです。

🔊 21

Sit on your heels.
かかとの上に座って。

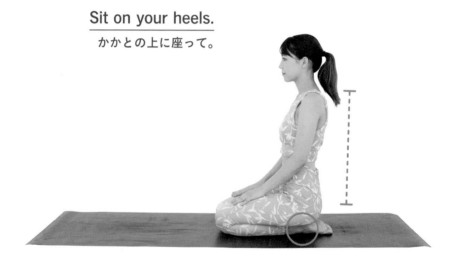

Keep your back straight and rest both hands on your knees.
背中をまっすぐに。両手は膝の上に。

Easy Pose （イージーポーズ）

安楽座のポーズです。

 22

Sit in a comfortable
cross-legged position.
楽な姿勢で（安楽座のポーズ）で座って。

Place your hands on your knees.
手を膝の上に置いて。

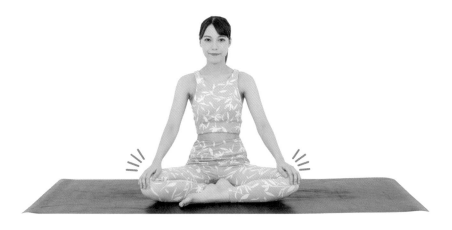

Press your sitting bones down
into the floor.
座骨を床に根付かせて。

Lengthen your spine.
背骨を伸ばして。

Staff Pose （スタッフポーズ）

Straighten your legs
in front of you.
足を前に伸ばして。

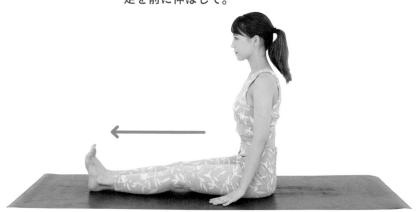

Butterfly Pose

（バタフライポーズ）

陰ヨガではバタフライポーズと言い，形は合蹠のポーズ（バッタコナーサナ）と同じですが，背中を丸めるなど通常のヨガと多少異なるところがあります。

🔊 24

Bring the soles of your feet together and slide them away from you.

足の裏を揃えて，体から離して。

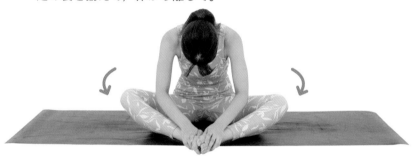

Fold forward.

前屈して。

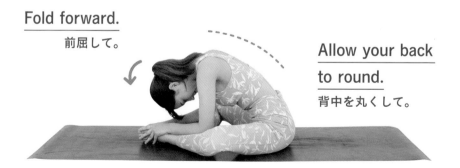

Allow your back to round.

背中を丸くして。

Rest your hands on your feet or on the floor.

手は足の上か床に。

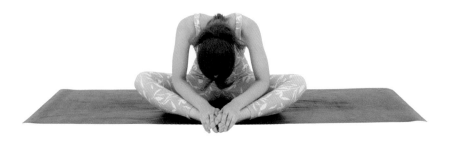

Use your hands to push the floor away and slowly roll up.

手で床を押して,
ゆっくりと起き上がって。

Lean back on your hands.

手を後ろに置いて寄りかかって。

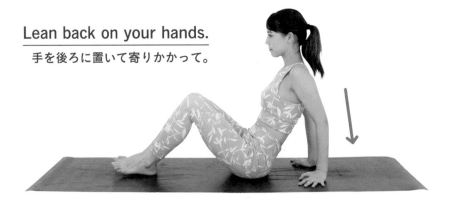

Slowly straighten each leg.

ゆっくりと足を前に伸ばして。

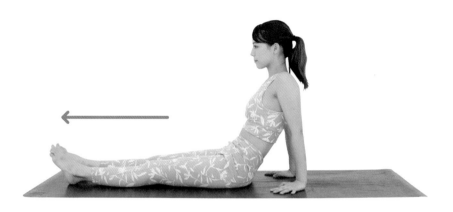

Shake your legs.

足を振って。

Windshield wiper.

ウィンドシールド・ワイパーを
おこなって。
（膝を曲げて左右に倒して）

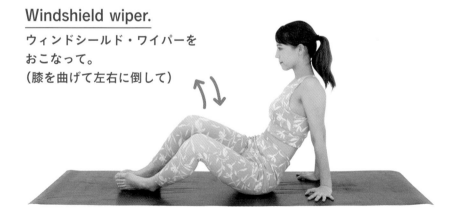

前屈した後などにお尻を緩めるためにおこなう動作です。
車のワイパーのように左右に動かすために, このように言われます。

Straddle （ストラドル） 🔊 25

陰ヨガでは「ストラドル」と言いますが, 通常のヨガでは「ウパビシュタコーナアーサナ」と呼ばれる開脚前屈です。ストラドルでは背骨を丸くしますが, ウパビシュタコーナアーサナはまっすぐにしたまま前屈していきます。

Spread your legs as wide as comfortable.

足を心地よいところまで広げて。

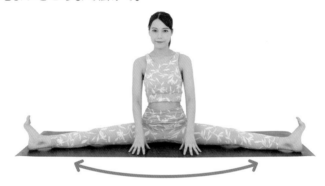

Fold forward to your own edge.

無理のない範囲まで前屈して。

When you reach your own edge, let your back round.

自分のエッジを見つけたら, 腰を丸くして。

edge は「端, へり, はずれ, 境界」を意味し, 陰ヨガでは,「限界」というよりも「その手前の心地よく感じるところ, 痛みを感じないところ」という意味で使われます。自分の限界の70%〜80%と考えてください。

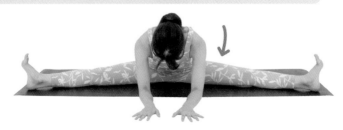

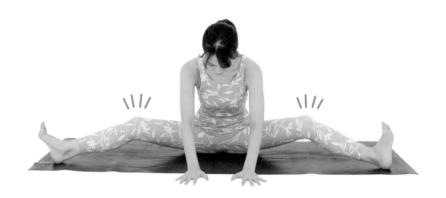

**If you have knee issues,
bend your knees.**
膝を痛めている人は膝を曲げて。

Slowly roll up.
ゆっくりと戻ってください。

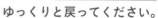
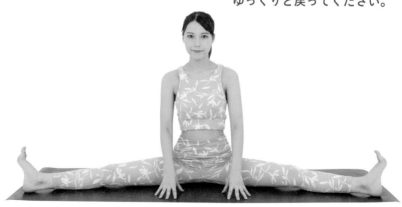

Slowly straighten your legs.

ゆっくり足を伸ばして。

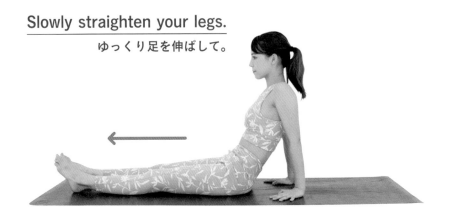

Windshield wiper

ウィンドシールド・ワイパーをおこなって。
（膝を曲げて左右に倒して）

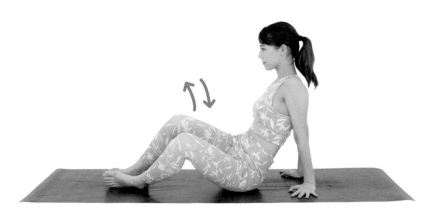

4 椅子に座っておこなうポーズの 英語の表現を覚えよう

ここからはオフィスや乗り物の中など，椅子に座った状態で（もちろん床に座っても できます）できるポーズの英語を学習します。

Ear to Shoulder （イヤートゥショルダー） 📢 26

首の凝りや肩こりなどに効くヨガです。

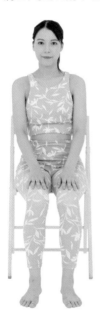

Sit up tall at the edge
of your seat.

椅子の端に背筋を伸ばして座って。

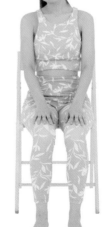

Right ear to right shoulder.

右の耳を右の肩に。

Rest your right hand by
or on your left ear.
右手を左の耳のそばか上に。

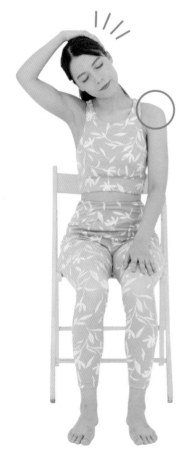

Pull your left shoulder down.
左肩を下げて。

Don't push.
Just feel the weight of your arm.
押さないで。腕の重さを感じて。

Slide your right hand toward the back of your head.

右手を頭の後ろのほうにずらして。

Bring your chin toward your right armpit.

あごを右脇の下のほうに向けて。

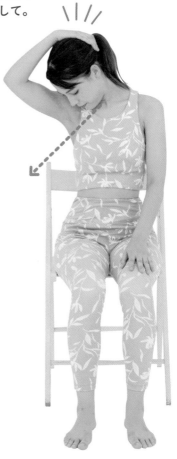

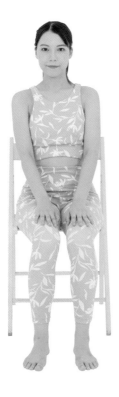

Come back to the center.

真ん中に戻って。

Chest Opener

（チェストオープナー）

胸を広げるポーズです。 27

Interlace your fingers
behind your back.

手を背中で組んで。

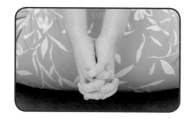

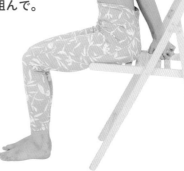

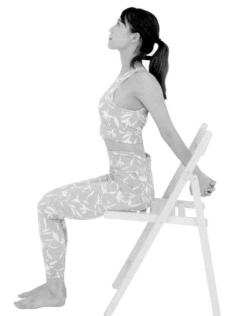

Expand your chest.

胸を広げて。

Gently squeeze
your shoulder blades together.
軽く肩甲骨を寄せるように。

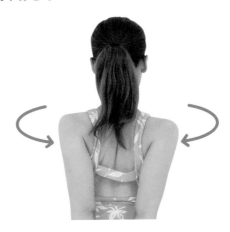

Bring both hands to
the left side of your waist.
両手を腰の左側に。

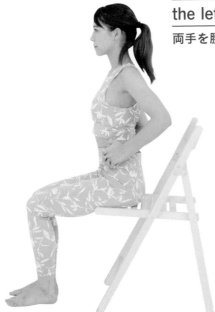

Relax your shoulders.
肩をリラックスさせて。

Come back to the center.
真ん中に戻って。

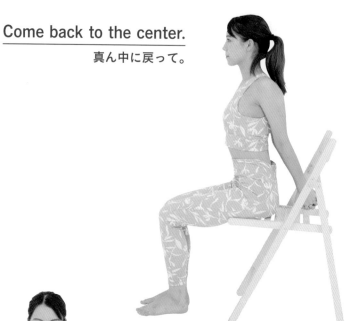

Release your hands.
手をほどいて。

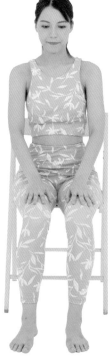

Spinal Twist （スパイラルツイスト）

「ツイストのポーズ」です。

 28

Lengthen your spine.
背骨を伸ばして。

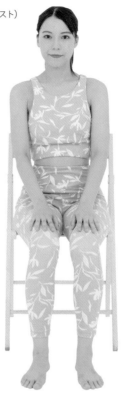

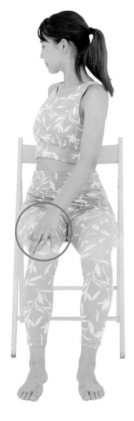

Set your left hand
on your right knee.
左手は右膝の上に。

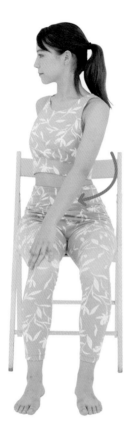

Place your right hand behind you.
右手は体の後ろに。

Twist to the right.
右側にツイストして。

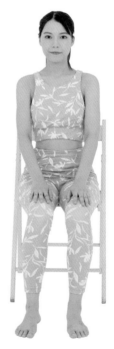

Release your hands and return to the center.
手を放して，真ん中に戻って。

Eagle Arms （イーグルアームズ）

「鷲のポーズ」（腕のみ）です。

🔊 **29**

Stretch your arms forward.
両手をまっすぐ前に伸ばして。

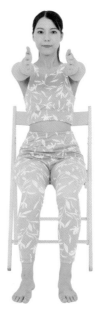

Right arm above left.
右腕を左腕の上に。

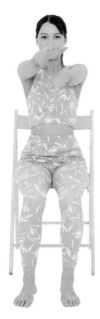

Cross your arms
in front of your body.
腕を体の前でクロスさせて。

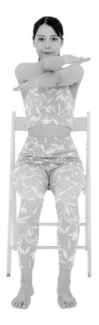

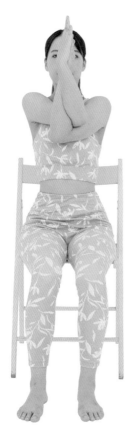

Cross your arms again
to bring your palms together.

さらにクロスさせて，手の平を合わせて。

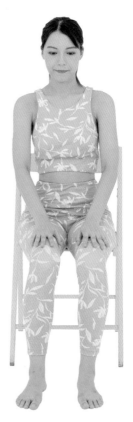

Release your arms.

腕を解放して。

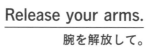

5 仰向け・うつ伏せのポーズの英語の表現を覚えよう

Reclining Twist （リクライニングツイスト）

寝て体を捻るポーズで，日本語だと「ワニのポーズ」
と呼ばれることもあります。
陰ヨガではシャバーサナの前によくおこないます。

 30

Lie on your back.
仰向けに寝て。

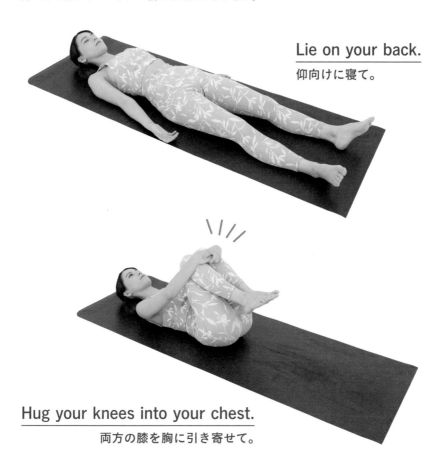

Hug your knees into your chest.
両方の膝を胸に引き寄せて。

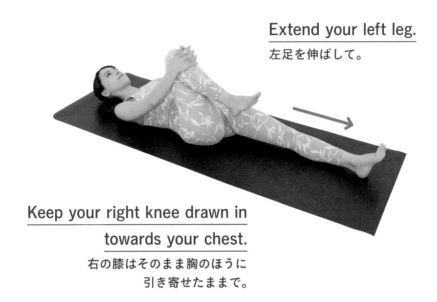

Extend your left leg.
左足を伸ばして。

Keep your right knee drawn in towards your chest.
右の膝はそのまま胸のほうに
引き寄せたままで。

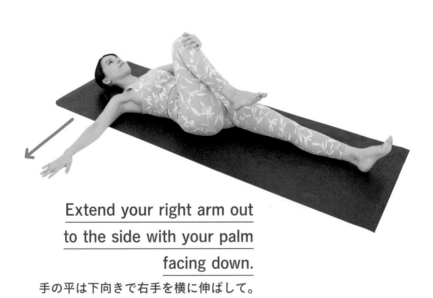

Extend your right arm out to the side with your palm facing down.
手の平は下向きで右手を横に伸ばして。

Place your left hand on the outside of your right knee.

左手を右膝の外側に。

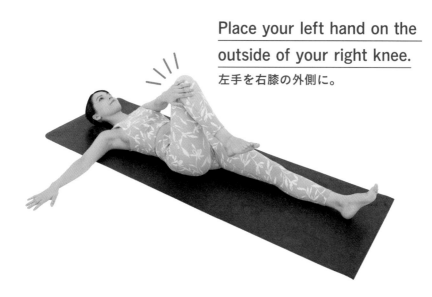

Drop your right knee over to the left side of your body.

右膝を体の左側に倒して。

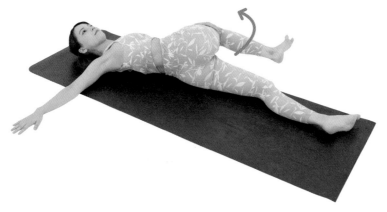

Turn your head to the right.
右側を向いて。

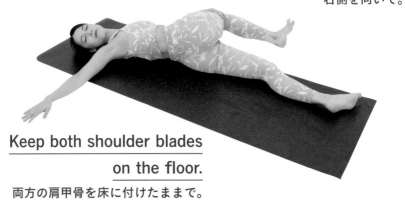

Keep both shoulder blades
on the floor.
両方の肩甲骨を床に付けたままで。

Slowly come back
to the center.
ゆっくり真ん中に戻って。

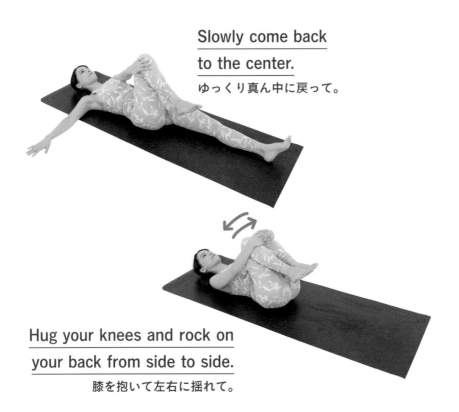

Hug your knees and rock on
your back from side to side.
膝を抱いて左右に揺れて。

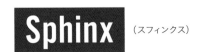 **Sphinx** （スフィンクス）　 **31**

エジプトのスフィンクスに似ていることから「スフィンクス」
と呼ばれています。

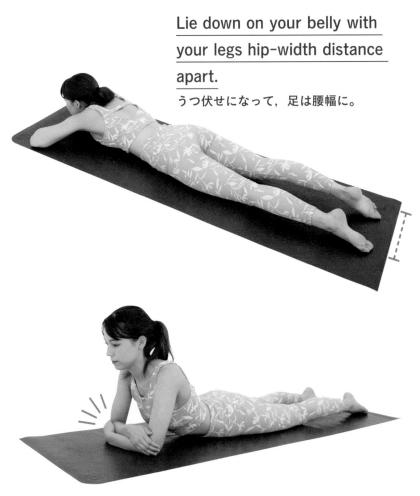

Lie down on your belly with your legs hip-width distance apart.

うつ伏せになって，足は腰幅に。

Clasp your elbows with the opposite hands.

反対の手で肘を掴んで。

**Place your palms flat
on the floor in front of you
like a sphinx.**

手の平を自分の前に平らに置いて
スフィンクスのように。

Relax your buttocks.

お尻の力を抜いて。

**Slowly lower your chest
to the floor.**

ゆっくりと胸を床に戻して。

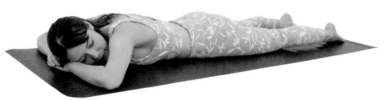

**Turn your head to one side and
rest your head on your palms.**

頭をどちらかの方向に向けて，
手の上に置いて。

Happy Baby Pose （ハッピーベイビーポーズ）

🔊 32 「赤ちゃんのポーズ」と言われているものです。

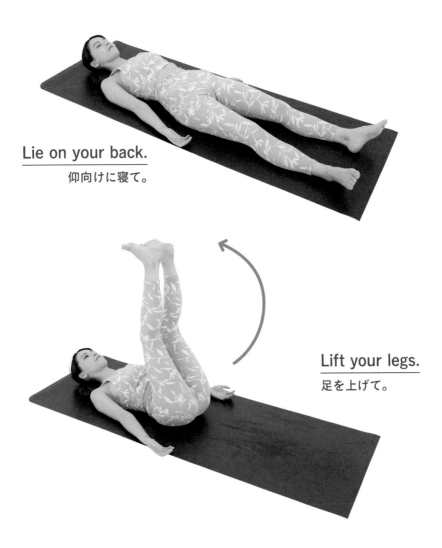

Lie on your back.

仰向けに寝て。

Lift your legs.

足を上げて。

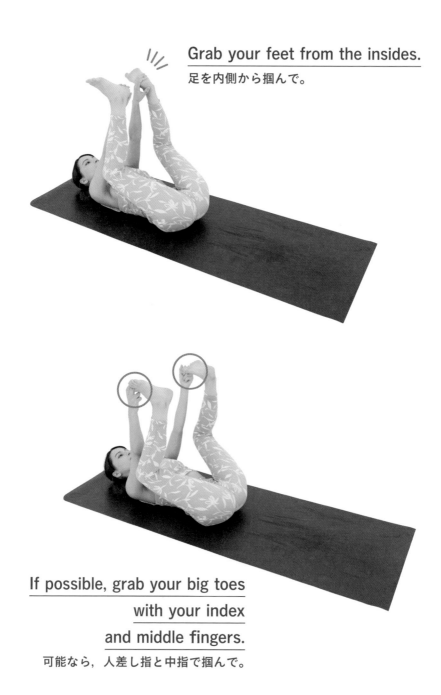

Grab your feet from the insides.
足を内側から掴んで。

**If possible, grab your big toes
with your index
and middle fingers.**
可能なら，人差し指と中指で掴んで。

Pull your knees as far down to the floor as possible.

膝をできる限り下に。

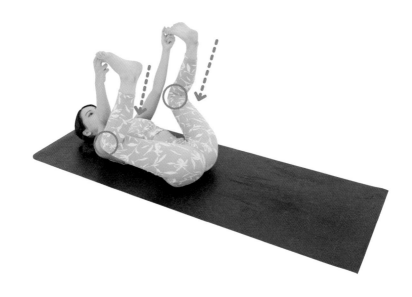

Release your hands.

手を放して。

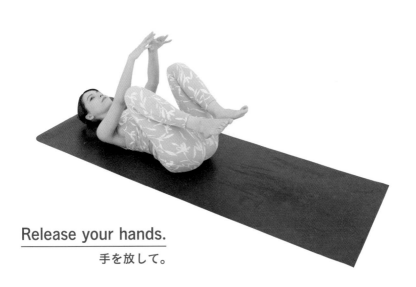

Bananasana

（バナナーサナ）

🔊 33

陰ヨガでよくおこなうポーズで，「バナナのポーズ」と呼ばれています。

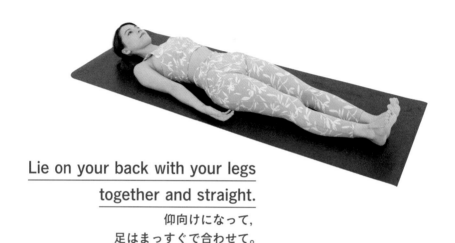

Lie on your back with your legs together and straight.

仰向けになって，
足はまっすぐで合わせて。

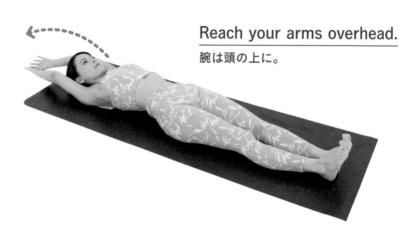

Reach your arms overhead.

腕は頭の上に。

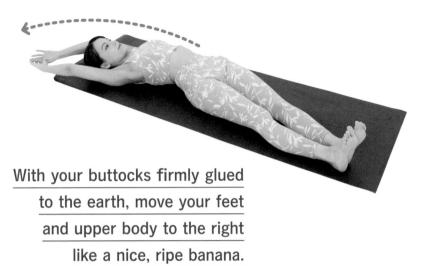

With your buttocks firmly glued to the earth, move your feet and upper body to the right like a nice, ripe banana.

お尻は地面にしっかりと付けたままで，
足と上半身を右側に動かして。
よく熟したバナナのように。

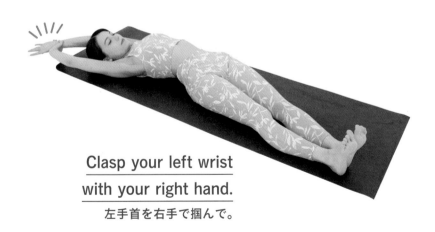

Clasp your left wrist with your right hand.

左手首を右手で掴んで。

Cross the outside ankle
over the inner ankle.

外側の足首を内側の足首の上に置いて。

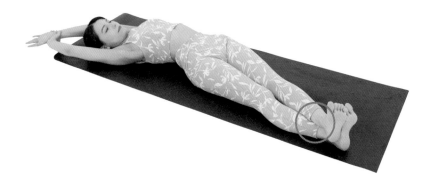

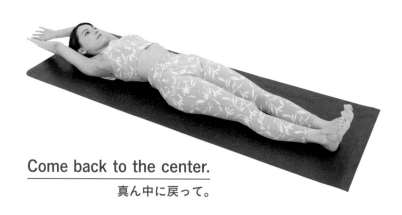

Come back to the center.

真ん中に戻って。

Savansana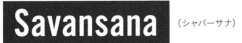

（シャバーサナ）　◀ 34

ヨガの最後におこなうシャバーサナ（屍のポーズ）
のインストラクションです。

Lie on your back.

仰向けになって。

Close your eyes.

目を閉じて。

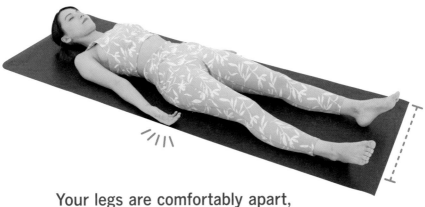

Your legs are comfortably apart, your arms are alongside your body and slightly apart with your palms open and facing upwards.

足は心地よい広さに広げて，
手は体から少し離して体側に。
手の平は開いて上に。

Invite peace and silence into your mind and body.

平安と静けさを心と体に。

Let go of any tension.

緊張をといて。

Allow your body to feel heavy on the ground.

地面に体が重くなるのを感じて。

Slowly start to bring awareness
into your fingers and toes.

ゆっくりと指や足先に感覚を取り戻して。

Wiggle your fingers.

指先を軽く動かして。

Wiggle your toes.

足先を軽く動かして。

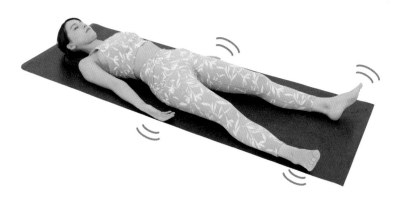

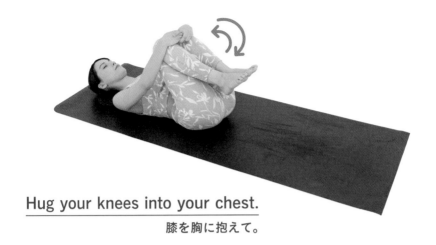

Hug your knees into your chest.

膝を胸に抱えて。

Gently rock side to side.

左右にゆっくりと揺れて。

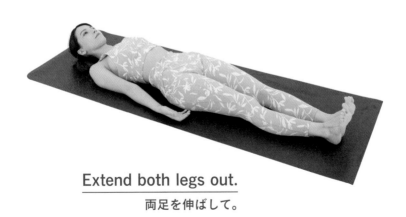

Extend both legs out.

両足を伸ばして。

Reach both arms
over your head.
両手を頭上に。

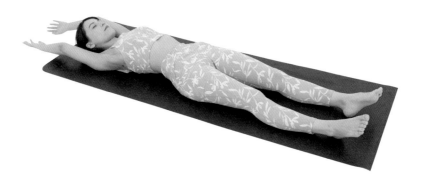

Stretch your arms and legs.
ストレッチをして。

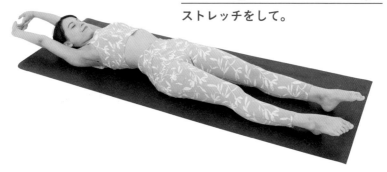

Hug your knees one more time.

もう一度膝を抱えて。

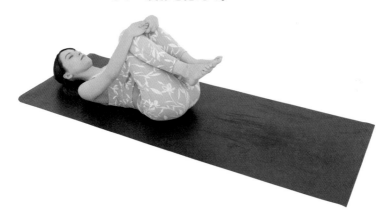

Roll to your right side and come to a fetal position

右側に転がり，胎児のポーズに。

Rest there for a moment.

そこで少し休んで。

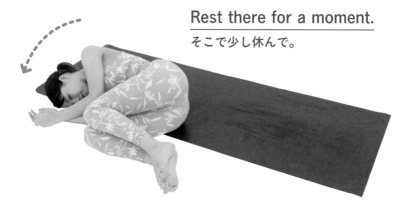

When you are ready,
gently press yourself into
a comfortable seated position.

準備ができたら，
ゆっくり安楽座のポーズに戻って。

Take your time.

ゆっくりと。

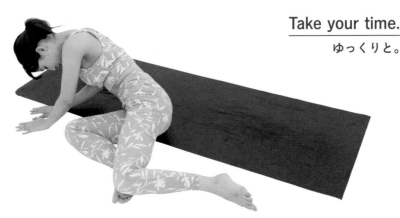

Let your head be the last thing
to come up.

頭は最後に。

Bring your palms together
in front of your heart.

手を胸の前に。

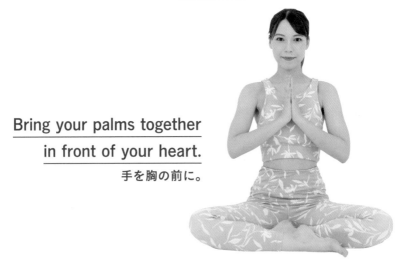

CHAPTER 4

ポーズを組み合わせた
一連のヨガの動きの英語スクリプト

動画はこちら

1 英語朝ヨガ　　◀ 35　　◀ 36（BGMあり）

立ちポーズ中心のシークエンスです。朝はもちろん体を動かしたい時におこなってください。ベランダや庭でおこなっても気持ちいいですよ。

Meditation

Sit cross-legged.

　安楽座のポーズで座って。

Press your sitting bones down into the floor.

　座骨は床にしっかりと根付かせて。

Place your hands on your knees.

　手は膝の上に。

Gently close your eyes.

　やさしく目を閉じて。

Notice how you inhale.

　どのように息を吸っているのか気づいて。

Notice how you exhale.

　どのように息を吐いているのかを気づいて。

Observe your breath.

　自分の呼吸を観察して。

Slowly open your eyes.

　ゆっくりと目をあけて。

Child Pose

Sit on your heels.

　かかとの上に座って。（お尻をつけて）

Reach your arms forward.

　腕を前に伸ばして。

Rest your forehead on the floor.

額を床の上に。

Deep breathing.

深い呼吸で。

Cat and Cow

Hands and knees.

よつんばいになって。

Spread your fingers wide.

手の指を広げて。

Shoulders over wrists, hips over knees.

肩は手首の真上に，お尻は膝の真上に。

Bring your knees hip-width apart.

膝は腰幅に。

Take a big deep inhale. Arch your back.

Let your belly go down.

大きく息を吸って。背中をそらして。お腹を下に。

Lift your head and tailbone up towards the sky.

頭とお尻の先端（尾骨）を上に。

Exhale. Round your back up towards the ceiling.

息を吐いて。背骨を天井方向に丸めて。

Tuck your chin towards your chest.

あごを胸のほうに。

Inhale. Arch your back.

息を吸って。背中をそらして。

Exhale. Round your back.

息を吐いて。背中を丸めて。

Inhale. Arch your back.

息を吸って。背中をそらして。

Exhale. Round your back.

息を吐いて。背中を丸めて。

Inhale. Come back to the center.

息を吸って。真ん中に戻って。

Downward Facing Dog

Walk your hands forward.

手を前に歩かせて。

Send your hips up.

お尻を上に（天井方向に）上げて。

Pull your chest towards your thighs.

胸をももに近づけて。

Straighten your spine.

背骨をまっすぐに。

Pedal your feet a couple times to gently stretch
the hamstrings.

何回か足踏みをしてゆっくりとハムストリングを伸ばして。

Look between your hands.

目線を両手に。

Walk your feet between your hands.

両足は両手の間に歩かせて。

Exhale. Fold forward.

息を吐いて。前屈して。

Inhale. Slowly roll up.

ゆっくりと起き上がって。

Sun Salutation

Stand with your feet together.

両足揃えて立って。

Let your feet root down into the floor.

足でしっかりと床を押して。

Hang your arms beside your torso.

両腕は身体の脇に下ろして。

Bring your hands together in front of your heart.

心臓（胸）の前で手を合わせて。

Inhale.Sweep your arms out to the side and overhead.

息を吸って。両手を横に広げて頭上に。

Exhale. Swan dive forward.

息を吐いて。手を横に広げなら前屈して。

Bend your knees if you feel strain in your lower back.

もし腰に負担を感じているなら，膝を曲げて。

Inhale. Halfway lift.

息を吸って。上体を半分上げて。

Exhale. Place your hands beside your feet.

息を吐いて。手を足の横に。

Inhale. Step your feet back into Plank Pose.

息を吸って。両足後ろに，「板のポーズ」。

Bring your knees to the floor.

膝を床に。

Exhale. Lower your body.

息を吐いて。体を下げて。

Untuck your toes.

つま先を寝かせて。

Inhale. Press your hands into the mat.

息を吸って。床を押して。

Lift your chest off the floor.

胸を上に床から離して。

Tuck your toes.

つま先を立てて。

Exhale. Send your hips up.

息を吐いて。お尻を上に（天井方向に）上げて。

Pull your chest towards your thighs.

胸をももに近づけて。

Inhale. Lift your right leg into Three-Legged Downward Facing Dog.

息を吸って。右足を上げて3本足のダウンドックになって。

Step your right foot between your hands.

息を吐いて。右足を手の間に。

Step your left foot forward.

左足を前に。

Exhale. Fold forward.

息を吐いて。前屈して。

Inhale. Halfway lift.

息を吸って。上体を半分上げて。

Exhale. Fold forward.

息を吐いて。前屈して。

Inhale. Sweep your arms out to the side and overhead.

息を吸って。両手を横に広げて頭上に。

Exhale. Bring your hands together in front of your heart.

息を吐いて。心臓（胸）の前で手を合わせて。

Inhale. Sweep your arms out to the side and overhead.

息を吸って。両手を横に広げて頭上に。

Exhale. Swan dive forward.

息を吐いて。手を横に広げなら前屈して。

Bend your knees if you feel strain in your lower back.

もし腰に負担を感じているなら，膝を曲げて。

Inhale. Halfway lift.

息を吸って。上体を半分上げて。

Exhale. Place your hands beside your feet.

息を吐いて。手を足の横に。

Inhale. Step your feet back into Plank Pose.

息を吸って。両足後ろに、「板のポーズ」。

Bring your knees to the floor.

膝を床に。

Exhale. Lower your body.

息を吐いて。体を下げて。

Untuck your toes.

つま先を寝かせて。

Inhale. Press your hands into the mat.

息を吸って。床を押して。

Lift your chest off the floor.

胸を上に床から離して。

Tuck your toes.

つま先を立てて。

Exhale. Send your hips up.

息を吐いて。お尻を上に（天井方向に）上げて。

Pull your chest towards your thighs.

胸をももに近づけて。

Inhale. Lift your left leg into Three-Legged Downward Facing Dog.

息を吸って。左足をあげて3本足のダウンドックになって。

Step your left foot between your hands.

息を吐いて。左足を手の間に。

Step your right foot forward.

右足を前に。

Exhale. Fold forward.

息を吐いて。前屈して。

Inhale. Halfway lift.

息を吸って。上体を半分上げて。

Exhale. Fold forward.

息を吐いて。前屈して。

Inhale. Sweep your arms out to the side and overhead.

息を吸って。両手を横に広げて頭上に。

Exhale. Bring your hands together in front of your heart.

息を吐いて。心臓（胸）の前で手を合わせて。

Warrior2 and Triangle

Stand in the middle of the mat.

マットの真ん中に立って。

Place your hands on your hips.

手を腰に。

Stand with your feet about twice shoulder-width apart, toes facing forward.

両足並行にして，肩幅の2倍ぐらいに足を広げて立って。

Turn your left toes out 90 degrees and your right toes inward slightly.

左足のつま先を90度外側に，右足のつま先は少し内側にして。

Bend your left knee over your left ankle.

左膝頭が左足首の真上になるように左膝を曲げて。

Make sure your knee does not overshoot your ankle.

膝が足首を越えないように。

Your knee points in the same direction as your toes.

膝とつま先は同じ向きに。

Extend your arms out to the side.

両手を横に広げて。

Turn your head to look beyond your left hand.

頭を左へ向けて，指先の向こうを見て。

Press your back heel into the floor

後ろのかかとで強く床を押して。

Turn your head back to face forward.

頭を戻して。

Straighten the front knee.

前の膝を伸ばして。

Extend your torso to the left.

上半身を左側にスライドさせて。

Place your left hand on your shin or thigh.

左手をすねかももに。

Extend your right arm up.

右手を上に伸ばして。

Gaze up toward your right hand.

目線右手に。

Slowly come up

ゆっくりと上体を起こして。

Place your hands on your hips.

手を腰に。

Turn your toes forward.

つま先を正面に。

Turn your right toes out 90 degrees and your left toes inward slightly.

右足のつま先を 90 度外側に，左足のつま先は少し度内側にして。

Bend your right knee over your right ankle.

右の膝頭が右足首の真上になるように右膝を曲げて。

Make sure your knee does not overshoot your ankle.

膝が足首を越えないように。

Your knee points in the same direction as your toes.

膝とつま先は同じ向きに。

Extend your arms out to the side.

両手を横に広げて。

Turn your head to look beyond your right hand.

頭を左へ向けて，指先の向こうを見て。

Press your back heel into the floor.

後ろのかかとで強く床を押して。

Straighten the front knee.
前の膝を伸ばして。

Turn your head back to face forward.
頭を戻して。

Extend your torso to the right.
上半身を右側にスライドさせて。

Place your right hand on your shin or thigh.
右手をすねかももに。

Extend your left arm up.
左手を上に伸ばして。

Gaze up toward your left hand.
目線を左手に。

Slowly come up.
ゆっくりと上体を起こして。

Place your hands on your hips.
手を腰に。

Turn your toes forward.
つま先を正面に。

Come back to Mountain pose.
「山のポーズ」に戻って。

Tree Pose

Rest your hands on your hips.
手を腰に。

Shift your weight to your right foot.
体重を右足に移して。

Rest the sole of your left foot against your right leg.
左の足の裏を右の脚に。

If you feel stable, clasp your left ankle.
もし安定しているのなら，左足首を持って。

Place the left sole on the inner right thigh.

左の足裏を右ももの内側に。

Square your hips.

お尻は平行に。

Press your palms together in front of your chest.

手の平を合わせて胸の前に。

Press your foot against your thigh and your thigh against your foot.

足とももはお互いに押し合って。

Stare at one point.

1点を見つめて。

Rest your hands on your hips.

手を腰に。

Lower your left foot to the floor.

左足を床に。

Let's do the other side.

反対側も。

Shift your weight to your left foot.

体重を左足に移して。

Rest the sole of your right foot against your left leg.

右の足の裏を左の脚に。

If you feel stable, clasp your right ankle.

もし安定しているのなら，右足首を持って。

Place the right sole on the inner left thigh.

右の足裏を左ももの内側に。

Square your hips.

お尻は平行に。

Press your palms together in front of your chest.

手の平を合わせて胸の前に。

Press your foot against your thigh and your thigh against your foot.

足とももはお互いに押し合って。

Stare at one point.

1点を見つめて。

Rest your hands on your hips.

手を腰に。

Lower your right foot to the floor.

右足を床に。

Come back to Mountain Pose.

「山のポーズ」に戻って。

Twist

Sit on the floor cross-legged.

床に安楽座で座って。

Press your sitting bones down into the floor.

座骨を床に根付かせて。

Place your left hand behind you.

左手を体の後ろに。

Place your right hand on your left knee.

右手は左膝に。

Inhale. Elongate your spine.

息を吸って。背骨を伸ばして。

Exhale and twist to your left.

息を吐いて。左側にツイストして。

Inhale. Elongate your spine.

息を吸って。背骨を伸ばして。

Exhale. Go deeper.

息を吐いて。深く（ツイスト）。

Inhale. Elongate your spine.

息を吸って。背骨を伸ばして。

Exhale. Go deeper.

息を吐いて。深く（ツイスト）。

Inhale. Come back to the center.

息を吸って。真ん中に戻って。

Exhale. Round your back.

息を吐いて。背中丸めて。

Let's do the other side.

反対側も。

Place your left hand on your right knee.

左手は右膝に。

Place your right hand behind you.

右手を体の後ろに。

Inhale. Elongate your spine.

息を吸って。背骨を伸ばして。

Exhale and twist to your right.

息を吐いて。右側にツイストして。

Inhale. Elongate your spine.

背骨を伸ばして。

Exhale. Go deeper.

息を吐いて。深く（ツイスト）。

Inhale. Elongate your spine.

背骨を伸ばして。

Exhale. Go deeper.

息を吐いて。深く（ツイスト）。

Inhale. Come back to the center.

息を吸って。真ん中に戻って。

Exhale. Round your back.

息を吐いて。背中丸めて。

Place your hands on your knees.

手は膝の上に。

Gently close your eyes.

やさしく目を閉じて。

Let go of any tension.

緊張をといて。

Invite peace and silence into your mind and body.

平安と静けさを心と体に。

Slowly open your eyes.

ゆっくりと目をあけて。

Bring your hands together in front of your heart.

心臓（胸）の前で手を合わせて。

Namaste. Thank you so much for watching.

ナマステ。視聴してくださってありがとうございます。

Enjoy the rest of your day.

引き続き良い1日を。

2 オフィス英語ヨガ 🔊 37 🔊 38 (BGMあり)

オフィスでできる英語ヨガです。休み時間などにおこなってください。飛行機の中,
新幹線の中などでもおこなうことは可能です。リフレッシュできますよ。

Sit up tall at the edge of your seat.

椅子の端に背筋を伸ばして座って。

Ear to Shoulder

Place your hands beside you.

両手を横に。

Left ear to left shoulder.

左の耳を左の肩に。

Deep breathing.

深い呼吸で。

Rest your left hand by or on your right ear.

左手を右の耳のそばか上に。

Pull your right shoulder down.

右肩を下げて。

Don't push. Just feel the weight of your arm.

押さないで。腕の重さを感じて。

Deep breathing.

深い呼吸で。

Slide your left hand toward the back of your head.

左手を頭の後ろのほうにずらして。

Bring your chin toward your left armpit.

あごを左脇の下のほうに向けて。

Deep breathing.

深い呼吸で。

Release your hands.

手をほどいて。

Bring your head back to the center.

頭を真ん中に戻して。

Right ear to right shoulder.

右の耳を右の肩に。

Deep breathing.

深い呼吸で。

Rest your right hand by or on your left ear.

右手を左の耳のそばか上に。

Pull your left shoulder down.

左肩を下げて。

Don't push. Just feel the weight of your arm.

押さないで。腕の重さを感じて。

Deep breathing.

深い呼吸で。

Slide your right hand toward the back of your head.

右手を頭の後ろのほうにずらして。

Bring your chin toward your right armpit.

あごを右脇の下のほうに向けて。

Deep breathing.

深い呼吸で。

Release your hands.

手をほどいて。

Bring your head back to the center.

頭を真ん中に戻して。

Chest Opener

Interlace your fingers in front of your chest with your palms facing you.

両手を胸の前で組んで，手の平は自分のほうに向けて。

Exhale. Move your hands forward.

息を吐いて。両手を前に。

Round your back. Drop your head.

背中を丸めて。頭を下に向けて。

Turn your palms away from you.

手の平を外側にかえして。

Inhale. Reach your hands overhead.

息を吸って。手を頭上に。

Press your palms up toward the ceiling.

手の平で天井を押して。

Exhale. Release your hands.

息を吐いて。手を離して。

Interlace your fingers behind your back.

手を背中の後ろで組んで。

Inhale. Expand your chest.

息を吸って。胸を広げて。

Gently squeeze your shoulder blades together.

軽く肩甲骨を寄せるように。

Exhale. Bring both hands to the left side of your waist.

息を吐いて。両手を腰の左側に。

Relax your shoulders.

肩をリラックスさせて。

Come back to the center.

真ん中に戻って。

Inhale. Expand your chest.

息を吸って。胸を広げて。

Exhale. Bring both hands to the right side of your waist.

息を吐いて。両手を腰の右側に。

Relax your shoulders.

肩をリラックスさせて。

Come back to the center.

真ん中に戻って。

Inhale. Expand your chest.

息を吸って。胸を広げて。

Exhale. Release your hands. Round your back.

息を吐いて。手をほどいて。背中丸めて。

Eagle Arms

Stretch your arms forward.

両手をまっすぐ前に伸ばして。

Left arm above right.

左腕を右腕の上に。

Cross your arms in front of your body.

腕を体の前でクロスさせて。

Bring your palms together if you can.

できるなら手の平を合わせて。

Inhale. Lift your elbows. Keep your shoulders away from your ears.

吸って。肘を上げて。肩と耳は離して。

Exhale. Round your back.

息を吐いて。背中を丸めて。

Inhale. Lift your elbows.

息を吸って。肘を上げて。

Exhale. Round your back.

息を吐いて。背中を丸めて。

Inhale. Lift your elbows.

息を吸って。肘を上げて。

Exhale. Release your arms. Round your back.

息を吐いて。腕を解放して。背中を丸めて。

Let's repeat on the other side.

反対側もおこないましょう。

Stretch your arms forward.

腕をまっすぐに前に伸ばして。

Right arm above left.

右腕を左腕の上に。

Cross your arms in front of your body.

体の前で両手をクロスさせて。

Bring your palms together if you can.

できるなら手の平を合わせて。

Inhale. Lift your elbows. Keep your shoulders away from your ears.

息を吸って。肘を上げて。肩と耳は離して。

Exhale. Round your back.

息を吐いて。背中を丸めて。

Inhale. Lift your elbows.

息を吸って。肘を上げて。

Exhale. Round your back.

息を吐いて。背中を丸めて。

Inhale. Lift your elbows.

息を吸って。肘を上げて。

Exhale. Release your arms. Round your back.

息を吐いて。腕を解放して。背中丸めて。

Spinal Twist

Lengthen your spine.

背骨を伸ばして。

Set your right hand on your left knee.

右手は左膝の上に。

Place your left hand behind you.

左手は体の後ろに。

Inhale. Elongate your spine.

息を吸って。背骨を伸ばして。

Exhale. Twist to your left.

息を吐いて。右側にツイスト。

Inhale. Elongate your spine.

息を吸って。背骨を伸ばして。

Exhale. Go deeper.

息を吐いて。深く(ツイスト)。

Inhale. Elongate your spine.

息を吸って。背骨を伸ばして。

Exhale. Go deeper.

息を吐いて。深く(ツイスト)。

Inhale. Return to the center.

息を吸って。真ん中に戻って。

Exhale. Round your back.

息を吐いて。背中を丸めて。

Set your left hand on your right knee.

左手は右膝の上に。

Place your right hand behind you.

右手は体の後ろに。

Inhale. Elongate your spine.

息を吸って。背骨を伸ばして。

Exhale. Twist to your right.

息を吐いて。右側にツイスト。

Inhale. Elongate your spine.

息を吸って。背骨を伸ばして。

Exhale. Go deeper.

息を吐いて。深く（ツイスト）。

Inhale. Elongate your spine.

息を吸って。背骨を伸ばして。

Exhale. Go deeper.

息を吐いて。深く（ツイスト）。

Inhale. Return to the center.

息を吸って。真ん中に戻って。

Exhale. Round your back.

息を吐いて。背中を丸めて。

Bring your hands together in front of your heart.

心臓（胸）の前で手を合わせて。

Namaste. Thank you so much for watching.

ナマステ。視聴してくださってありがとうございます。

Enjoy the rest of your day.

引き続き良い1日を。

3 おやすみ前の 英語陰ヨガ 🔊 39 🔊 40 (BGMあり)

こちらは陰ヨガをベースにしていますので，ポーズを保持する時間が長く，とてもリラックスできます。枕，またはバスタオルや毛布をたたんでその上に座って，お尻を高くしておこないましょう。

Sit in a comfortable cross-legged position.

安楽座のポーズで座って。

Press your sitting bones down into the floor.

座骨を床にしっかりと根付かせて。

Place your hands on your knees.

手は膝の上に。

Gently close your eyes.

やさしく目を閉じて。

Feel the flow of your breath.

呼吸の流れを感じて。

Inhale. Feel the coolness of the air coming in through your nose.

息を吸って。鼻から入ってくる冷たい空気を感じて。

Exhale. Feel the warmth of the air leaving your nose.

息を吐いて。鼻から出ていく暖かい空気を感じて。

From here begin to bring your attention to the movement of your breath.

今からは呼吸の動きだけに集中して。

Slowly open your eyes.

ゆっくり目をあけて。

Butterfly Pose

Bring the soles of your feet together and
slide them away from you.

足の裏と裏を合わせて，体から離して。

Fold forward.

前屈して。

Rest your hands on your feet or on the floor.

手は足の上か床に。

Allow your back to round.

背中を丸くして

Take a deep breath in.

深く息を吸って。

Take a deep breath out.

深く息を吐いて。

Take a deep breath in.

深く息を吸って。

Take a deep breath out.

深く息を吐いて。

Use your hands to push the floor away
and slowly roll up.

手で床を押して，ゆっくりと起き上がって。

Lean back on your hands.

手を後ろに置いて寄りかかって。

Windshield wiper.

膝を曲げて左右に倒して。

Straddle

Spread your legs as wide as comfortable.

足を心地よいところまで広げて。

If you have knee issues, bend your knees.

膝を痛めている人は膝を曲げて。

Fold forward to your own edge.

無理のない範囲まで前屈して。

When you reach your own edge, let your back round.

自分のエッジを見つけたら，腰を丸くして。

Feel the strength of the earth beneath you.

大地の力を感じて。

Observe your breath.

自分の呼吸を観察して。

Inhale. Feel your belly expanding.

息を吸って。お腹が膨らんでいくのを感じて。

Exhale. Feel your belly contracting.

息を吐いて。お腹がへこんでいくのを感じて。

Slowly roll up.

ゆっくりと戻って。

Lean back on your hands.

手を後ろに置いて寄りかかって。

Windshield wiper.

膝を曲げて左右に倒して。

Child's Pose

Sit on your heels.

かかとの上に座って（正座）。

Reach your arms forward.

腕を前に伸ばして。

Rest your forehead on the floor.

額を床の上に。

Draw your awareness inward.

意識を内側に向けて。

Focus on the present moment.

今に集中して。

Focus on your breath.

呼吸に集中して。

Anahatasana

Move to all fours.

よつんばいになって。

Shoulders over wrists, hips over knees.

肩は手首の真上に，お尻は膝の真上に。

Walk your hands forward.

手を前に歩かせて。

Allow your chest to drop toward the floor.

胸を床のほうに下げて。

Keep your hips right above your knees.

お尻は膝の上のままで。

Place your forehead on the floor.

額を床の上に。

Inhale. Feel your belly expanding.

息を吸って。お腹が膨らんでいくのを感じて。

Exhale. Feel your belly contracting.

息を吐いて。お腹がへこんでいくのを感じて。

Walk your hands back towards your body
and return to all fours.

手を体のほうに戻して，よつんばいに戻って。

Move to Child's Pose.

「チャイルドズポーズ」になって。

Slowly roll up.

ゆっくりと起き上がって。

Sphinx and Seal

Lie down on your belly with your legs hip-width
distance apart.

うつ伏せになって。足は腰幅に。

Clasp your elbows with the opposite hands.

反対の手で肘を掴んで。

Place your palms flat on the floor in front of you
like a sphinx.

手の平を自分の前に平らに置いてスフィンクスのように。

Make sure you are breathing.

呼吸を止めないで。

Notice how you inhale.

どのように息を吸っているのか気づいて。

Notice how you exhale.

どのように息を吐いているか気づいて。

Relax your shoulders.

肩の力を抜いて。

Relax your buttocks.

お尻の力を抜いて。

Slowly lower your chest to the floor.

ゆっくりと胸を床に戻して。

Reclining Twist

Lie on your back.

仰向けに寝て。

Hug your knees into your chest.

両方の膝を両手で抱えて。

Rock on your back from side to side.

左右に揺れて。

Extend your left leg.

左足を伸ばして。

Place your left hand on the outside of your right knee.

左手を右膝の外側に。

Extend your right arm out to the side with your palm facing down.

右手を横に伸ばして手の平は下向きで。

Drop your right knee over to the left side of your body.

右膝を体の左側に倒して。

Turn your head to the right.

右側を向いて。

Keep both shoulder blades on the floor.

両方の肩甲骨を床に付けたままで。

Deep breathing.

深い呼吸で。

Slowly come back to the center.

ゆっくり真ん中に戻って。

Hug your knees into your chest.

両方の膝を胸に引き寄せて。

Extend your right leg.

右足を伸ばして。

Place your right hand on the outside of your left knee.

右手を左膝の外側に。

Extend your left arm out to the side with your palm facing down.

左手を横に伸ばして。手の平は下向きで。

Drop your left knee over to the right side of your body.

左膝を体の右側に倒して。

Turn your head to the left.

左側を向いて。

Keep both shoulder blades on the floor.

両方の肩甲骨を床に付けたままで。

Deep breathing.

深い呼吸で。

Slowly come back to the center.

ゆっくり真ん中に戻って。

Hug your knees into your chest one more time.

両方の膝を胸に引き寄せて。

Release your hands.

手を放して。

Happy Baby Pose

Grab your feet from the insides.

足を内側から掴んで。

If possible, grab your big toes with your index and middle fingers.

可能なら，足の親指を人差し指と中指で掴んで。

Release your hands.

手を放して。

Bring your legs to the floor.

脚を床の上に。

Let's move into final Savasana.

最後のシャバーサナに移りましょう。

Savansana

Close your eyes.

目を閉じて。

Your legs are comfortably apart.

足は心地よい広さに広げて。

Your arms are alongside your body and slightly apart with your palms open and facing upwards.

手は体側に。体から少し離して。手の平は開いて上向きに。

Invite peace and silence into your mind and body.

平安と静けさを心と体に。

Let go of any tension.

緊張をといて。

Allow your body to feel heavy on the ground.

地面に体が重くなるのを感じて。

Slowly start to bring awareness into your fingers and toes.

ゆっくりと指や足先に感覚を取り戻して。

Wiggle your fingers.

指先を軽く動かして。

Wiggle your toes.

足先を軽く動かして。

Reach both arms over your head.

両手を頭上に。

Stretch your arms and legs.

ストレッチをして。

Hug your knees into your chest.

膝を胸にかかえて。

Gently rock side to side.

左右にゆっくりと揺れて。

Release your hands.

手を放して。

Roll to your right side and come to a fetal position.

右側に転がり，胎児のポーズに。

Rest there for a moment.

そこで少し休んで。

When you are ready, gently press yourself
into a comfortable seated position.

準備ができたら，ゆっくり安楽座のポーズに戻って。

Let your head be the last thing to come up.

頭は最後に。

Take your time.

ゆっくりと。

Place your hands on your knees.

手は膝の上に。

Gently close your eyes.

やさしく目を閉じて。

Slowly open your eyes.

ゆっくり目をあけて。

Bring your palms together in front of your heart.

手を胸の前に。

May all beings be happy.

May all beings be at peace. Namaste.

すべての人（万物）が幸せで，平和でありますように。ナマステ。

CHAPTER 5

海外でヨガのクラスに参加してみよう

1 海外でヨガのクラスに参加する時に 役立つ英語の表現を覚えよう

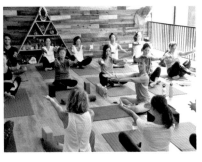

🔊 41

海外のスタジオには Drop-In という制度があり，1回 3,000 円程度でレッスンを1回受けることができます。また，Visitor Pass といった1か月に数回受けられるチケットもあり，旅行者でも利用できます。いきなりスタジオに行くのではなく，ホームページ上から問い合わせをするか，あるいは電話をして，参加できるか聞いてみましょう。

写真：Yogaloha（ハワイ，ワイキキ）
アクセスが良く，日本人も受講しやすいスタジオです。

Do you have a free trial class?
無料体験のクラスはありますか。

I'd like to take a drop-in class.
ドロップインとして参加したいのですが。

How much is it?
いくらですか？

I will be there on Tuesday at 10:00.
火曜日の 10 時にそちらに伺います。

Do I need to bring a yoga mat?
ヨガマットは持っていったほうがいいでしょうか？

Do you have a changing room?
着替えをするための部屋はありますか？

> 海外だとそのままヨガウエアを着てくる方も多く，着替えるスペースがないところもあり，ない場合はトイレで着替えることになります。

Could you tell me your business hours?
営業時間を教えてください。

Are you open today?
今日は空いていますか。

Could you speak more slowly?
もう少し，ゆっくり話してもらえますか？

I'm sorry, but I don't understand what you're saying.
申し訳ございません。おっしゃっていることがわからないのですが。

Could you say that again?
もう一度，言っていただけますか？

スタジオで

Excuse me. I called yesterday.
I'm Junko Matsuzaki Carreira
すみません。昨日お電話しました。カレイラ松崎順子です。

I've registered online.
オンラインで登録してあります。

I'd like to take a class at 4:00 pm.
午後 4 時からのクラスを受けたいのですが。

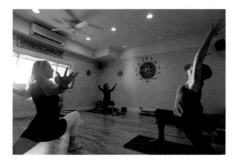

写真：Still and Moving Center
　　　（ハワイ，カカアコ）
ヨガだけでなく，気功や太極拳などもあり，
本格的なレッスンが受けられます。

2 ヨガの種類

ヨガには様々な種類がありますが，何も知らずに受けると十分な満足感が得られないこともありますので，レッスンの前にあらかじめどのようなヨガなのか，ある程度の知識は必要です。

また，英語の理解という観点から言うと，動きが激しくなればなるほど，動きを見れば何をやっているかわかるので英語力をあまり必要としません。つまり，Yoga Nidraや Restorative など動きが少なくなればなるほど，目をつぶりインストラクターの声を聞きながら，リラックスさせていくので，英語がわからないと「お経」になってしまいます。

下記にメジャーなヨガのクラス名を並べました。簡単に概要だけでも知っておくとよいでしょう。

Yoga Nidra （ヨガニドラ）

参加者はマットの上に仰向けで寝ながら，インストラクターの誘導に合わせて意識を動かしたり，イメージングしたりすることで夢と現実の間をうつらうつらした状態になり，身体の隅々までリラックスできます。

Restorative （リストラティブ）

ボルスターやブロックなどのプロップス（補助道具）をたくさん使って，無理のないポーズで長く保持するクラスです。一つのポーズを長い時間ホールドさせることで，ストレスを軽減し，健康を促進させます。

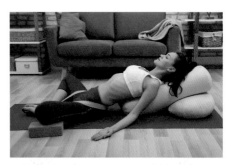

istock/AndreyPopov

Yin Yoga （陰ヨガ）

中国の思想である「陰陽五行思想」に基づいたヨガで、一つのポーズを3分から5分保持します。海外では人気でだいたいどこのヨガスタジオでもあるようです。

Gentle Yoga （ジェントルヨガ）

日本でいうリラックスヨガやビギナーのためのクラスは Gentle Yoga と呼ぶことが多いです。Gentle Yoga は明確な定義はありませんが、難しい・危険なポーズはおこなわず、誰でもできるポーズで主に構成されているレッスンです。

Vinyasa・Vinyasa Flow （ヴィンヤサ，ヴィンヤサフロー）

Vinyasa と言われたり、Vinyasa Flow とも言われます。呼吸と動きを連動させてポーズを取っていくヨガです。立ちポーズが多く、ポーズとポーズの間が途切れることなく、流れるように続けていきます。ヴィンヤサヨガの代表的なシークエンスに、「太陽礼拝」があります。

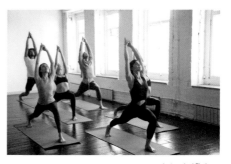

istock/fizkes

Power Yoga （パワーヨガ）

ダイナミックなポーズや動きをたくさん取り入れており、スピードとパワーを必要とします。エクサイズのような要素が強いヨガです。運動量が多いため、体を動かしたい方や、シェイプアップとしてヨガを取り入れたい方、運動不足を解消して強靭な身体をつくりたい方向けです。

Hatha Yoga （ハタヨガ）

肉体的な「姿勢」（ポーズ／アサナ）と「呼吸法」（プラーナヤーマ）を中心としたスタイルで，数々のヨガ流派の元祖とも言えるヨガです。ハタヨガは基本的なポーズが多く，スピードもあまり早くないので，大半はそんなに大変ではないのですが，教えるインストラクターにより，その強度は異なります。

Hot Yoga （ホットヨガ）

ホットヨガは室温 35 〜 39 度前後，湿度 60％前後に保たれた室内でおこなうヨガです。温度と湿度が高く，たくさんの汗をかけますが，体力に自信がない方や体調があまりよくない方は注意が必要です。

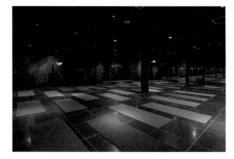

写真提供：CALDO 元住吉店

CHAPTER 6

外国人がヨガのレッスンに参加したときに役立つ
ヨガインストラクターのための英語表現

Hello. May I help you ?
いらっしゃいませ。

May I have your name?
お名前は？

> 名前を聞く時は，What's your name? ではなく，より丁寧な表現で May I have your name? と聞くとよいでしょう。
> 何か相手の情報（住所・e-mail アドレス・電話番号）を知りたい時は，
> May I have your ＋知りたい情報 (address・e-mail address・telephone number) ？
> と覚えておきましょう。

予約がある場合

We have been expecting you.
お待ちしておりました。

Could you fill out this form, please?
この用紙にご記入いただけますか？

May I have your signature here?
こちらにサインをお願いいたします。

Which class would you like to take?
どのレッスンを受けたいですか？

This way, please.
こちらにどうぞ

Use this locker.
こちらのロッカーをお使いください。

Enjoy your class!
楽しんできてください。

2 支払い 🔊43

How would you like to pay, cash or card?
お支払いは，現金ですか？クレジットカードですか？

We only accept cash.
こちらでは現金しかお使いいただけません。

Please swipe your card here.
こちらにカードを通してください。

Could you enter your PIN number?
暗証番号を入れてください。

Here's your card and receipt.
カードと控えをお返しいたします

> 何かを渡す時は，Here's ＋渡すもの. と覚えておきましょう。

Thank you very much. Have a good one.
ありがとうございます。よい一日を

> Have a good one. というのは聞きなれないかもしれませんが，海外に行くと結構耳に
> します。Have a nice day. と同じ意味なのですが，夕方や夜に day を使うと変ですし，
> 何時から evening で何時から night なのかも迷うかと思います。Have a good one. と
> すると，いつの時間帯でも使えます。

3 レッスン中によく使う英語の表現を覚えよう 44

レッスンのはじめ

My name is Raquel, and I will be guiding you through your practice today.
　このレッスンを担当するラケルです。

Is anyone here new to yoga?
　ヨガを初めておこなう人は？

Don't push yourself. Take a break anytime you need.
　無理をせず，いつでも休んでくださいね。

レッスンの終わり

Beautiful.
　すばらしい。

Great work everyone!
　みなさん，すばらしい！

Bring your palms together in front of your chest.
　手を胸の前に。

Enjoy the rest of your day.
　引き続き，よい1日を。

Thank you so much for joining us.
　ご参加ありがとうございました。

May all beings be happy.
May all beings be at peace. Namaste.
　すべての人（万物）が幸せで，平和でありますように。ナマステ。

4 レッスン前後の雑談 🔊 45

Have you ever done yoga?
今までヨガをしたことがありますか?

Is this your first time to do yoga?
ヨガは初めてですか?

How many years have you been practicing yoga?
どれくらいの期間ヨガをやっていますか?

Do you have any pain or injury ?
どこか痛いところはありますか。

Where are you from?
出身はどちらですか。

Are you here for sightseeing?
観光でいらしたのですか。

Are you here for business?
仕事でいらしたのですか。

What do you do?
ご職業は何ですか。

> 「何をしているの?」は進行形を使い,What are you doing? になります。
> What do you do? と現在形になると「職業は何ですか?」「お仕事は何ですか?」「どう
> いうお仕事をされているのですか?」という意味になります。

Is this your first trip to Japan?
日本へは初めてですか。

How long are you planning to stay?
滞在期間はどれくらいですか。

Nice to meet you.

はじめまして。

Nice meeting you.

お会いできてよかったです。

Nice to meet you. と Nice meeting you. の使い分けはできていますか？
不定詞は「ボンヤリした漠然としたイメージ→まだその動作をしていない」, 動名詞は「リアルな生き生きとした躍動感のあるイメージ→すでにその動作をしている・すでに終わっている」ということを意味します。したがって，「はじめまして」は会ったばかりでこれから会うという動作をおこなうのですから Nice to meet you. になり，別れる時には，すでに会うという動作が終わっているので Nice meeting you. になります。「お話しできてよかったです」と言いたい時は，Nice talking with you. になります。

著者紹介

カレイラ松崎順子（かれいら・まつざき・じゅんこ）

津田塾大学大学院文学研究科英文学専攻コミュニケーション研究言語教育修士課程・後期博士課程修了。
東京学芸大学大学院連合学校教育学研究科論文博士号（教育学）取得。
東京未来大学専任講師，ハワイ大学客員研究員を経て，
現在，東京経済大学全学共通教育センター教授。

ヨガに関しては，Yoga Alliance の RYT500 をハワイで取得。
特に，陰ヨガ，チェアヨガ，リストラティブヨガ，ヨガニドラなど年齢に問わずできるヨガを専門とし，そのほか，気功のインストラクターの資格も持っている。
これらの経験を活かして「ヨガで英語学習　EnYOGA」においてヨガや英語についての情報発信をおこなうほか，オンラインレッスンやセミナーなどおこなっている。
「ヨガで英語学習　EnYOGA」サイト
　https://crreiraenglish.com
Youtube チャンネル
　「英語ブートキャンプ」

［本書のモデル］
rakeru
　株式会社 INSPA Hot&Shape CALDO のヨガインストラクター

◉──カバー・本文デザイン　　　TUESDAY（戸川知啓＋戸川知代）
◉──写真撮影　　　　　　　　　庄子 慶太
◉──本文イラスト　　　　　　　いげた めぐみ

おんせい　　つき　えい ご
［音声 DL 付］ 英語で YOGA!

2020 年 10 月 25 日　　　初版発行

著者	まつざきじゅんこ カレイラ松崎順子
発行者	内田 真介
発行・発売	ベレ出版 〒162-0832　東京都新宿区岩戸町12 レベッカビル TEL.03-5225-4790 FAX.03-5225-4795 ホームページ　https://www.beret.co.jp/
印刷・DTP・製本	三松堂株式会社

ISBN 978-4-86064-632-5 C2082　　　　　　　　　　　編集担当　大石裕子